Über dieses Buch

Kareen und Peter Zebroff wenden sich mit diesem Yoga-Buch vor allem an die Kinder und ihre Erzieher.

Beide Autoren sind von Hause aus Lehrer. Ihre langjährige Erfahrung im Umgang mit Kindern kommt ihrem Yoga-Unterricht zugute. So ist ein Übungsbuch entstanden, das die oft schwierigen Yoga-Asanas didaktisch so in einzelne Schritte aufgliedert, daß sie leicht von geschickten wie ungeschickten Kindern nachvollzogen werden können; das Phantasie und Nachahmungstrieb der Kinder anregt, wenn sie aufgefordert werden, sich die Bewegungen der Tiere, denen die Yoga-Stellungen ursprünglich abgesehen sind, zu vergegenwärtigen und nachzuspielen; und das mit der Empfehlung eines persönlichen Yoga-Übungsplanes auch dem Selbständigkeitsdrang der Kinder gerecht wird. Natürlich gibt es auch Ratschläge und wichtige Hinweise für Eltern, Lehrer und alle Erwachsenen, die eine Gruppe zum Yoga anleiten wollen. Wie im ersten Zebroff-Buch ›Yoga für Jeden‹ sind auch hier alle Übungen reich durch Bildmaterial illustriert.

Yoga macht Spaß – das vor allem wollen Kareen und Peter Zebroff mit diesem Buch zeigen.

Die Autoren

Die Deutsch-Kanadierin Kareen Zebroff ist mit ihrem ersten Buch ›Yoga für Jeden‹ (Fischer Taschenbuch Bd. 1640) und ihrem Yoga-Unterricht im Fernsehen bei uns bekannt geworden. Sie lebt und lehrt Yoga in Kanada und Deutschland. Ihr Mann Peter ist seit 18 Jahren Lehrer und Schulleiter, und seine Erfahrungen im Umgang mit Kindern haben viel dazu beigetragen, daß dieses Buch das ideale Yoga-Übungsbuch für Kinder geworden ist.

Kareen und Peter Zebroff

Yoga für die Familie

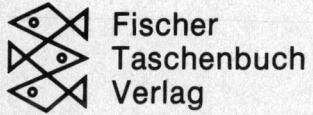

Fischer
Taschenbuch
Verlag

Fischer Taschenbuch Verlag
Juni 1976
Ungekürzte Ausgabe

Umschlagentwurf: Jan Buchholz/Reni Hinsch
unter Verwendung eines Fotos (Foto: D. McDougall)

Titel der kanadischen Originalausgabe: ›Yoga for happier children‹
Ins Deutsche übertragen von Horst Kube

Fischer Taschenbuch Verlag GmbH, Frankfurt am Main
Lizenzausgabe mit freundlicher Genehmigung
der Econ-Verlag GmbH, Düsseldorf/Wien
und Falken-Verlag E. Sicker KG, Wiesbaden
© Falken-Verlag E. Sicker KG, Wiesbaden und
Econ-Verlag GmbH, Düsseldorf/Wien 1974
›Yoga for happier children‹
© Fforbez Enterprises Ltd., Vancouver 1973
Fotos: Duncan McDougall
Zeichnungen: Lo Linkert
Gesamtherstellung: Clausen & Bosse, Leck/Schleswig
Printed in Germany
480-ISBN 3 436 02285 3

Was steht in diesem Buch?

Ein Wort an die Eltern

Dieses Buch wurde für Kinder geschrieben. Wir wollen sie direkt ansprechen. Ab und zu brauchen wir aber Ihre Hilfe bei der Zusammenstellung eines Übungsprogramms, das genau auf *Ihr* Kind abgestimmt ist. Yoga ist kein Wettkampf und vermittelt daher auch den unsportlichsten Menschen ein Gefühl der Freude und des Erfolges. Aber auch gelenkige Kinder werden zunehmend Spaß an den Übungen haben, wenn sie Schritt für Schritt die Fortgeschrittenenstufe erreichen. Während Sie mit Ihrem Kind ein auf seine persönliche Eignung zugeschnittenes Übungsprogramm herauszufinden suchen, werden Sie vielleicht überrascht feststellen, wie unbeweglich und steif es trotz seines jugendlichen Alters schon ist. Das bei einem durchschnittlichen siebenjährigen Kind zu erleben, ist bestürzend und alarmierend. Unsere bewegungsarme Lebensweise – vor dem Fernsehschirm, viele Stunden Schule auf teils unzureichenden Sitzmöbeln bei viel zu wenig Sport – und viele andere Dinge sind Gift für Gesundheit und Spannkraft. Noch aber ist es nicht zu spät. Verkrampfte Muskeln können entspannt, ein steifes Rückgrat kann gelockert, ein federnder Gang und eine gute Haltung können wiedergewonnen werden.

Der erste Schritt dazu besteht darin, daß Sie den Abschnitt über Übungsprogramme sorgfältig durchlesen. Legen Sie sich eine Liste an, in der Sie diejenigen Übungen festhalten, die für Ihr Kind wirksam sein könnten, wenn es gesundheitlich nicht ganz auf der Höhe ist. Vergleichen Sie dazu die Ratschläge im »Programm bei gesundheitlichen Störungen«; dies kann allerdings dann unterbleiben, wenn Sie zu den glücklichen Eltern zählen, deren Kind über keine der angeführten Beschwerden klagt. Lesen Sie auch das »Programm für bestimmte Körperregionen«, wenn Sie erreichen wollen, daß sich bei Ihrem Kind beispielsweise der Rücken kräftigen, der Bizeps oder die Brust entwickeln soll. Kurzum, es liegt im Interesse ihres Kindes, daß Sie das ganze Buch aufmerksam durchlesen, damit Sie ihm dann erklären können, warum Yoga-Übungen nicht nur wirkungsvoll sein, sondern auch Spaß machen können: Die Haupterfolge beruhen darauf, daß das Kind Fortschritte macht, ohne mit anderen im Wettstreit zu liegen; daß es die Bewegungen langsam ausführt, daß es in den Stellungen verharrt, daß es seine Fantasie spielen läßt und dadurch seine Konzentrationsfähigkeit erhöht, daß es richtig atmet, und schließlich darauf, daß es das Wie, Wann, Wo und Warum des Ganzen begreift. Wenn man mit gutem Beispiel vorangeht, läßt sich das Erziehen immer erleichtern – was hält Sie also davon ab, zusammen mit Ihrem Sprößling auf dem Fußboden herumzutollen und dabei wie zufällig etwas zur Verbesserung Ihrer Gesundheit, Ihres Aussehens und Ihrer inneren Ausgeglichenheit zu tun? In unserer automatisierten, hektischen Welt brauchen Eltern und Kinder eine Entspannung. Und was könnte besser zur Selbstbesinnung anregen?

K. Z. & P. Z.

Kinder . . . Yoga kann Spaß machen!

Spielt ihr auch gern mit, wenn es darum geht, ein anderes Wesen nachzuahmen oder mitzumachen, was ein anderer zeigt? Wenn ja, dann ist Yoga das Richtige für euch, denn oftmals ist dabei etwas nachzuahmen. Vor nun schon über 5000 Jahren gab es im alten Indien weise Männer, die sich vornahmen, so munter, entspannt und gewandt zu werden wie eine Dschungelkatze. Sie beobachteten diese Großkatzen und stellten fest, daß es sich bei deren Bewegungen fast immer um Muskelstreckungen handelte.

Ihr müßt nämlich wissen, daß die Muskelarbeit nur aus Zusammenziehungen besteht. Bestimmte Muskeln helfen beim Beugen nach vorn, andere bei Rückwärtsbeugungen. Wenn ihr körperlich überbeansprucht und seelisch verkrampft seid, dann ziehen sich die Muskeln so stark zusammen, daß sie sich bald daran gewöhnen und nicht mehr wissen, daß sie sich auch entspannen können. Deshalb können auch manche Menschen ihre Hände nicht mehr auf den Boden, ja nicht einmal ihren Kopf bis zu den Knien bringen – die Muskeln an den Rückseiten ihrer Beine sind nämlich zu sehr angespannt! Wenn man nun versucht, ein paarmal schnell zu den Zehen herunterzustoßen, dann kann dieses rasche Strecken den Muskeln so weh tun, daß sie tagelang schmerzen. Wenn man sie aber allmählich streckt, wie bei den Yoga-Übungen, wenn man nicht weitergeht, als man kann, und diese Stellung eine Weile beibehält, dann lernen die Muskeln wieder, wie sie entspannen können, und nach ein paar Tagen oder Wochen ist man viel gelenkiger. Ihr werdet selbst erstaunt sein, wieviel ihr erreichen könnt, ohne daß euch etwas weh tut. Denkt aber daran, daß ihr die Stellung so lange beibehalten müßt, bis sie euch unbequem wird. Das nächste Mal dann eine Sekunde länger.

Die alten Yogis fanden heraus, daß sie sich nach den »Tierübungen« viel wohler fühlten – sie konnten schneller laufen, besser schlafen, höher springen – kurzum, sie fühlten sich ihren Aufgaben viel besser gewachsen. Sie waren dann körperlich so entspannt, daß sie sich stundenlang hinsetzen konnten, um zu meditieren. Sie brachten diese wunderbaren Übungen ihren Kindern bei, und so wurde jahrtausendelang von Eltern zu Kindern mündlich weitergegeben, wie man das macht.

Schließlich gab es einen Mann namens Patanjali, der den Übungen indische (Sanskrit-)Bezeichnungen gab und diese Namen schriftlich festhielt. Manche dieser Namen deuteten die Pose eines Tieres oder auch das Tier selbst an, in das man sich hineinversetzen wollte. Wenn du dir vorstellst, bei der Ausführung der Katzen-Streckung selbst eine Katze zu sein, dann gelingt dir die Übung viel besser. Wenn du dir die Fotos ansiehst, dann kannst du dich leichter in das hineinversetzen, worum es geht. Du wirst Spaß daran haben, dir vorzustellen, du wärest eine Löwin bei ihren Jungen oder selbst ein Junges, das vor der Höhle herumtollt. Dann werden dir die Übungen nicht nur gefallen, sondern auch gut bekommen.

Übungsprogramme

■ Wie man sein Programm plant
■ Programme bei gesundheitlichen Störungen
■ Programme für bestimmte Körperregionen
■ Tabelle für Normalgewicht und Normalgröße

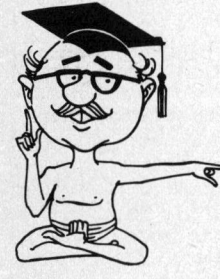

Vorbereitung eines Übungsprogramms

■ Welche Art Übung ist richtig für mich?
■ Habe ich irgendwelche gesundheitlichen
  Störungen?
■ Habe ich an alles gedacht, wofür die Übung gut ist?
■ Was gehört zu meinem persönlichen Yoga-
  Programm?
■ Wann soll ich üben?
■ Wo übt man am besten Yoga?
■ Wie soll ich meinen persönlichen Yoga-Übungsplan
  ausfüllen?

Wie man sein Programm plant

Jeder ist ein Mensch für sich, und auch dein Körper unterscheidet sich äußerlich und innerlich von dem anderer Kinder. Zum Beispiel könntest du ein Mensch sein, der von Geburt an reichlich Spielraum in seinem Hüftgelenk hat, wodurch es dir gleich beim ersten Versuch gelingt, den schwierigen Lotossitz einzunehmen. Dein Freund oder deine Freundin üben vielleicht Jahre daran, ohne daß es ihnen richtig gelingt, oder wenn es so ist, daß jemand so viele Süßigkeiten essen kann, wie er will, ohne zuzunehmen, während du gleich dicker wirst, wenn du ein paar Pralinen oder eine Schüssel Pudding gegessen hast – dann kannst du sicher sein, daß seine Bauchspeicheldrüse 2 000 000, deine aber nur 200 000 (Langerhanssche) Inseln enthält. Der Körper deines Freundes hat also ganz andere Bedürfnisse als dein eigener.

Du selbst weißt am besten, was deinem Körper bekommt, und deine Eltern können dir bei deinen Überlegungen helfen, denn niemand kennt dich so gut wie sie. Wenn du also deinen eigenen, persönlichen *Yoga-Übungsplan* aufstellst, mußt du dir die folgenden Fragen stellen:

1. Welche Art Übung ist richtig für mich?
a) Prüfe sorgfältig deine Größe und dein Gewicht, um festzustellen, ob sie im normalen Verhältnis zueinander stehen. Wenn das Gewicht zu hoch oder zu niedrig ist, mußt du solche Übungen bevorzugen, die die Funktion der Schilddrüse (des Organs, das das Gewicht des Körpers reguliert) steuern. Hierzu gehören der *Schulterstand*, der *Pflug* und der *Fisch*.
b) Mache mit geschlossenen Augen ein paar Gleichgewichtsübungen, um festzustellen, ob dein Gleichgewichtssinn in Ordnung ist, der ausgeglichene Bewegungen, Gang, Haltung und sogar die sportliche Leistungsfähigkeit steuert. Wenn du dabei hin- und herschwankst, mußt du viel üben, um das Gleichgewicht zu stärken: Stehe am Tage wie ein Storch auf einem Bein, zum Beispiel beim Telefonieren, Waschen, Spülen. Genau wie die Muskeln muß auch der Gleichgewichtssinn »eingespielt« sein.
c) Gehe ganz allmählich daran, ein paar Übungen aus dem Buch auszuprobieren. Dann wirst du sehr bald erkennen, ob du beweglich bist und ob deine Muskeln gut »eingespielt« sind. Vielleicht bekommst du aber auch einen Schreck, wenn du merkst, wie steif du schon in deiner Jugend geworden bist. Das trifft aber leider auf die meisten jungen Leute zu, und du brauchst deshalb nicht mutlos zu werden. Auf den meisten Schulen nimmt man sich nicht die Zeit für ausreichende Leibesübungen der jungen Menschen, deren Muskeln und Knochen noch im Wachstum sind. Deshalb brauchst auch du außerhalb des schulischen Lehrplans eine körperliche Betätigung. Yoga gibt dir mehr Lebensfreude, regelt das Gewicht, verbessert die Gesundheit und verhilft dir zu einem guten Aussehen.

2. Habe ich irgendwelche gesundheitlichen Störungen?
a) Laß dich vom Arzt untersuchen und überlege, ob du irgendwelche Probleme mit der Gesundheit hast, wie z. B. Diabetes, Hohlrücken, Haltungsfehler, Verdauungsbeschwerden, Senkfüße usw.
b) Schlage dann im Kapitel *Programme bei gesundheitlichen Störungen* (S. 14) nach, suche die Überschrift, die für dich zutrifft und probiere alle angeführten

Übungen aus. Du brauchst bei den dort stehenden Anregungen keinen Schreck zu bekommen – alle Übungen kannst du ja gar nicht auf einmal versuchen. Mach eine oder zwei davon, solche, die *dir* am besten zusagen. Das brauchen zwar nicht die leichtesten Übungen zu sein, aber immer solche, die für *dich* die besten Wirkungen zeigen.

3. Habe ich an alles gedacht, wofür die Übung gut ist?

a) Unsere Körper haben nicht nur sehr unterschiedliche Bedürfnisse – sie sind auch vom Bau her von Mensch zu Mensch verschiedenartig. Es gibt verschiedene Körperbautypen, angefangen von starkknochig und groß bis zu zartgliedrig und klein, mit vielen Zwischenformen. *Jeder Typ hat seinen Reiz!* Man soll nicht seinen Körperbau beklagen und sich das Gegenteil wünschen, denn es gibt hier, wie in Geschmacksfragen, immer unterschiedliche Meinungen. Du wirst immer gefallen, wenn du nur wohlproportioniert bist. Das heißt aber auch, daß regulierbare Körpermaße nicht aus dem Rahmen fallen dürfen. Und hier greifen die Yoga-Übungen ein: Sie können zum Gewichtsabbau oder zur körperlichen Entwicklung beitragen.

Für ein gutes Aussehen muß alles im richtigen Verhältnis zueinander stehen, und dann gefällt man auch anderen Menschen. Sieh dich im Spiegel an, und du wirst merken, daß du gut gebaut bist – nur ein paar Körperteile könnten vielleicht ihr Aussehen verbessern, wie die Schultern, die Brust, die Büste, der Bizeps, die Hüfte oder die Waden. Zieh dir bequeme Übungskleidung an, wie zum Beispiel Sporthemd und Sporthose oder ein Trikot.

b) Lies jetzt bei jeder einzelnen Übung durch, *wofür sie besonders gut ist.* Mach dir bei solchen Übungen einen Vermerk, die deine »schwachen Stellen« aufbessern können. Zu dicker Po? Schon gefunden: die *Heuschrecke* hilft beim Schlankerwerden. Schwächliche Brust? Der Brust-Expander und der *Pfau* machen sie breiter.

4. Was gehört zu meinem persönlichen Yoga-Programm?

a) *Aufwärmen* – unbedingt erforderlich! – denn du könntest dir sonst Verletzungen zuziehen. Kein guter Autofahrer würde mit kaltem Motor losfahren; er wird ihn immer zuerst im Leerlauf brummen lassen. Bei den Yoga-Übungen bekommt man nie Muskelkater, wenn man sich zuvor warm gemacht hat und die Bewegungen langsam ausführt.

b) *Drei, vier oder mehr Übungen,* die du dir aus dem *Programm bei gesundheitlichen Störungen* aussuchen kannst und dabei entscheidest, was für *dich* passend und zuträglich ist. Stelle die Übungen möglichst so zusammen, daß mindestens je eine davon eine Vorwärtsbeuge-, eine Rückwärtsbeuge-, eine Seitwärtsbeuge-, eine Dreh- und eine Gleichgewichts-Übung ist. Dabei kommt es natürlich darauf an, was für *deinen* Körper das Richtige ist. Wenn zum Beispiel dein Gleichgewichtssinn besonders gut ist, dann könntest du es statt einer Gleichgewichtsübung schon mit einer schwierigeren Übung versuchen.

c) *Eine umgekehrte Stellung* sollte stets zu einem ausgeglichenen Übungsprogramm gehören, denn sie verbessert die Durchblutung, macht dich munter und trägt zur »inneren« Gesundung bei. Gleich nach dem Aufwärmen, wenn man sich noch frisch fühlt, kann man solche umgekehrten Stellungen am längsten aushalten. Bleibe zu Anfang 30 Sekunden in einer solchen Stellung, dann jeden Tag 5 Sekunden länger, bis du schließlich mindestens 3 Minuten darin verharren kannst. Dabei kannst du auch mit den Beinen, Fußgelenken und Füßen locker herumspielen und sie nach allen möglichen Richtungen drehen, wobei du jede Stellung eine Weile beibehältst. Der Kopfstand ist aber schon eine Stellung für Fortgeschrittene, und bevor man sich an ihn heranwagt, müssen Genick, Arme, Schultern, Rücken und Bauch gekräftigt sein. Deshalb muß man ein paar Wochen oder Monate lang erst einmal seine »schwachen Stellen« stark machen und mit der Vorübung zum Kopfstand beginnen.

d) Zum Schluß kommt eine *Entspannungsübung* – damit dein Körper das gerade Erlernte richtig verarbeiten kann. Auch deine Muskeln werden sich über eine kurze Rast nach der Beanspruchung freuen – sie waren allzu lange vernachlässigt und angespannt und können sich nun ausspannen und strecken.

e) Eine *Atemübung* ist der wichtigste Bestandteil deines Yoga-Programms. Sauerstoff gehört unbedingt zur Gesunderhaltung des Körpers. Du brauchst einen ganzen Monat lang nichts zu essen, kannst aber nur 4 Minuten ohne Luft aushalten. Alle sieben Jahre erneuert sich der Körper von innen heraus. Die Körperzellen, die du als kleines Kind gehabt hast, bestehen nicht mehr; dafür bilden sich neue. Der Sauerstoff wird gebraucht, damit das Blut die Zellen versorgen und damit das Gehirn seine »Computertätigkeit« leisten kann. Nachdem du mit Hilfe von Yoga gelernt hast, richtig zu atmen, solltest du es dir zur Regel machen, jeden Tag 10 Minuten lang die Tiefatmung zu üben. Das braucht nicht während der Übungszeit zu geschehen; du kannst es auch draußen machen oder in einem geschlossenen Raum, der vorher gut gelüftet wurde. Du wirst staunen, wie tatkräftig du dich nach ein paar Atemübungen fühlst. Versuch's mal!

5. Wann soll ich üben?

Möglichst nie nach dem Essen. Wenn du Yoga-Übungen machen willst, solltest du zuvor Blase und Darm entleeren und auch das Naseschnauben nicht vergessen.

6. Wo übt man am besten Yoga?

Am besten dort, wo es ruhig ist, weil man sich dort konzentrieren und ungestört seine Tabellen ausfüllen kann. Das kann in deinem Schlafzimmer oder in einem wenig möblierten Raum der Fall sein; du kannst aber auch auf dem Teppich im Wohnzimmer, auf einer kleinen Matte im Eßzimmer oder eben dort üben, wo du Platz hast, deinen Körper auszustrecken. Sogar vor dem Fernseher kannst du üben – obwohl das eigentlich nicht der geeignete Ort ist; aber wenn es dir dort leichter fällt, dich zu den Übungen durchzuringen, dann versuch's getrost vor dem Flimmerkasten.

7. Wie soll ich meinen persönlichen Yoga-Übungsplan ausfüllen?

Sprich mit deiner Mutter oder deinem Vater über das, was du dir ausgewählt hast, und erkläre ihnen, weshalb du die betreffenden Übungen machen willst. Jetzt kannst du deine »Persönliche Tabelle« ausfüllen. Sieht sie etwa so aus?

Musterprogramm

Eine Übung zum Aufwärmen	Katzen-Streckung
Eine Übung für Gesundheitsstörungen oder für das Gleichgewicht	Storch
Eine Übung zum Fithalten	Kopfstand
Eine Übung für das gute Aussehen	Vorwärtsbeuge
Eine Lieblingsübung	Kamel
Eine Atemübung	Kühlende Atmung
Eine Entspannungsübung	Schwamm

Großartig! Jetzt hast du einen Plan ganz für dich entworfen – genau den richtigen. Du kannst ihn auch abändern, wenn du Fortschritte machst, und denke immer daran, daß Yoga darin besteht, sich langsam zu bewegen, die Stellungen beizubehalten, bei jeder Übung richtig zu atmen. Dann wirst du – je nach Eignung und Eifer – langsam oder schnell vorankommen und viel Spaß dabei haben.

Programme bei gesundheitlichen Störungen

Anämie (Blutarmut) Vorwärtsbeugen, Tiefatmung, Schulterstand, Schwamm

Arthritis (Gelenkentzündung) Kobra, Kuhkopfstellung, Vorwärtsbeuge, Schulterstand, Dreiecksstellung, Heuschrecke, Twist, Zusammengerolltes Blatt

Asthma (Anfälle von Atemnot) Vorwärtsbeugen, Kobra, Fisch, Kopfstand, Heuschrecke, Held, Schulterstand, Kopf zum Knie-Streckung

Bandscheibenbeschwerden Alle stehenden Stellungen, Bogen, Kamel, Kobra, Vorwärtsbeugen, Heuschrecke, Schulterstand, Katzen-Streckung

Diabetes (Zuckerkrankheit) Fisch, Vorwärtsbeugen, Heuschrecke, Pfau, Pflug, Schulterstand, Twist, Kopf zum Knie-Streckung

Drüsen (endokrine Drüsen, Hirnanhang-, Zirbeldrüse) Kopfstand, Schildkröte

Einfache Erkältung Beide Vorwärtsbeugen, Tiefatmung, Kopfstand, Schulterstand

Ermüdungserscheinungen Vorwärtsbeugen, Brust-Expander, Tiefatmung, Kopfstand, Pflug, Gruß an die Sonne, Schulterstand, Twist, Zusammengerolltes Blatt

Fersen Schulterstand, Sitzender Held, Dreiecksstellungen, Knie- und Schenkel-Streckung

Galle Vorwärtsbeugen, Heuschrecke, Schulterstand, Dreiecksstellungen, Twist, Kopf zum Knie-Streckung

Gleichgewicht und Haltung Krähe, Vorwärtsbeuge, Beinspreizung, Storch

Haltungsfehler Bogen, Brust-Expander, Kobra, Kuhkopfstellung, Vorwärtsbeugen, Lotossitz, Pflug, Kamel, Storch

Hämorrhoiden Bogen, Fisch, Heuschrecke (Boot), Pflug, Schulterstand

Hexenschuß Bogen, Kobra, Heuschrecke, Pflug, Schwamm

Kopfschmerzen Wechselseitige Nasenatmung, Vorwärtsbeugen, Kopfstand, Pflug, Schulterstand (3 Minuten oder länger)

Menstruationsbeschwerden (Schmerzen und Unregelmäßigkeiten) und Eierstöcke Vorwärtsbeugen, Kobra, Fisch, Schulterstand, Sitzender und Liegender Held, Dreiecksstellungen, Knie- und Schenkel-Streckung, Katzen-Streckung, Halbe Brücke

Nebenhöhlen Kopfstand, Brust-Expander

Nieren Bogen, Kobra, Vorwärtsbeugen, Heuschrecke, Pflug, Schulterstand, Schildkröte, Knie- und Schenkel-Streckung, Twist

Plattfüße Sitzender und Liegender Held, Schulterstand, Knie- und Schenkel-Streckung

Rheuma Vorwärtsbeugen, Pflug, Liegender Held, Twist, Schulterstand, Heuschrecke (Boot), Kopf zum Knie-Streckung

Rückenschmerzen Alle stehenden Stellungen, Bogen, Kobra, Vorwärtsbeuge, Schulterstand, Kopf zum Knie-Streckung, Halbe Brücke

Schlaflosigkeit Wechselseitige Nasenatmung, Kobra, Vorwärtsbeugen, Kopfstand, Pflug, Schulterstand, Gruß an die Sonne

Schlankheitskur Vorwärtsbeugen, Kobra, Heuschrecke, Dreiecksstellungen, Brücke, Bogen, Fisch, Pflug, Schulterstand, Twist, Springbrunnen

Spannungszustände Brust-Expander, Kobra, Kuhkopfstellung, Vorwärtsbeugen, Pflug, Schulterstand, Gruß an die Sonne, Schwamm, Twist, Löwe, Fisch, Rock'n Roll, Kopf zum Knie-Streckung, Zusammengerolltes Blatt

Verdauungsbeschwerden Fußgelenk zur Stirn-Streckung, Bogen, Kobra, Heuschrecke, Pfau, Pflug, Schulterstand

Verhütung von Bruchleiden Spinne

Verstopfung Vorwärtsbeugen, Bogen, Brust-Expander, Fisch, Kopfstand, Pflug, Schulterstand, Dreiecksstellungen, Twist, Kopf zum Knie-Streckung

Programme für bestimmte Körperregionen

Arme und Handgelenke Fußgelenk zur Stirn-Streckung, Bogen, Brust-Expander, Kobra, Kuhkopfstellung, Krähe, Pfau, Katzen-Streckung, Springbrunnen

Augen Kopfstand, Schulterstand, Löwe

Bauch Fußgelenk zur Stirn-Streckung, Vorwärtsbeuge, Bogen, Brust-Expander, Krähe, Kopfstand, Heuschrecke, Lotossitz, Pfau, Pflug, Gruß an die Sonne, Schildkröte, Kopf zum Knie-Streckung, Rock'n Roll

Beckengegend Kobra, Heuschrecke, Liegender Held

Beine Bogen, Brust-Expander, Kuhkopfstellung, Vorwärtsbeugen, Beinspreizung, Liegender Held, Schildkröte, Kopf zum Knie-Streckung, Zusammengerolltes Blatt, Storch

Büste und Brustkorb Bogen, Brust-Expander, Kobra, Kuhkopfstellung, Krähe, Fisch, Vorwärtsbeugen, Pflug, Gruß an die Sonne, Brücke, Dreiecksstellungen

Durchblutung Brust-Expander, Kuhkopfstellung, Hunde-Streckung, Vorwärtsbeugen, Kopfstand, Pfau, Schulterstand, Spinne, Gruß an die Sonne, Brücke, Zusammengerolltes Blatt

Füße Vorwärtsbeuge, Liegender Held

Fußgelenke Kobra, Vorwärtsbeugen, Lotossitz, Dreiecksstellungen, Brücke, Knie- und Schenkel-Streckung, Sitzender Held

Gesäß Bogen, Kobra, Heuschrecke, Pflug, Schulterstand, Brücke, Kopf zum Knie-Streckung

Gesicht Vorwärtsbeuge, Pflug, Schulterstand, Löwe

Hüften Fußgelenk zur Stirn-Streckung, Bogen, Brust-Expander, Beinspreizung, Pflug, Spinne, Dreiecksstellungen, Twist, Heuschrecke, Springbrunnen

Knie Vorwärtsbeuge, Lotossitz, Twist, Kopf zum Knie-Streckung, Knie- und Schenkel-Streckung, Sitzender Held

Lunge (siehe auch Asthma) Brust-Expander, Kopfstand

Nacken und Kinn Brust-Expander, Kobra, Krähe, Fisch, Pflug, Katzen-Streckung

Rücken und Wirbelsäule Bogen, Brust-Expander, Kobra, Vorwärtsbeugen, Heuschrecke, Lotossitz, Pflug, Schildkröte, Twist, Brücke, Kopf zum Knie-Streckung, Boot, Kamel, Katzen-Streckung

Schenkel Fußgelenk zur Stirn-Streckung, Adler-Stellung, Vorwärtsbeugen, Beinspreizung, Liegender Held, Spinne, Dreiecksstellungen, Brücke, Kopf zum Knie-Streckung, Knie- und Schenkel-Streckung

Schultern Bogen, Brust-Expander, Kobra, Kuhkopfstellung, Vorwärtsbeugen, Lotossitz, Pflug, Kamel, Storch

Taille und Zwerchfell Gruß an die Sonne, Dreiecksstellung, Twist, Springbrunnen

Tabelle für Normalgewicht und Normalgröße

männlich		Alter	weiblich	
Gewicht in kg	Größe in cm		Gewicht in kg	Größe in cm
9,2	73	1 Jahr	8,8	72
10,2	75	1½ Jahre	10,0	74
11,5	81	2 Jahre	11,5	81
14,1	88	3 Jahre	13,6	88
15,6	95	4 Jahre	15,4	95
18,6	104	5 Jahre	18,0	102
20,5	110	6 Jahre	19,8	108
22,3	114	7 Jahre	21,5	113
24,5	120	8 Jahre	23,6	118
26,6	123	9 Jahre	25,9	121
31	132	10 Jahre	30	128
35	139	11 Jahre	35	129
38	144	12 Jahre	42	146
43	148	13 Jahre	46	151
49	156	14 Jahre	49	154
54	162	15 Jahre	51	156
62	167	16–17 Jahre	54	156
65	170	18–19 Jahre	56	157
70	172	20–24 Jahre	56	157
70	173	25–35 Jahre	58	160
70	175	darüber	58	163

Diese Werte sind statistisch errechnet. Das Normalgewicht eines Menschen errechnet sich aus den cm über 1 m Körpergröße: 1,70 m groß gleich 70 kg Gewicht. Das Idealgewicht liegt 10 % unter diesem Wert: 1,70 m groß gleich 63 kg Gewicht.

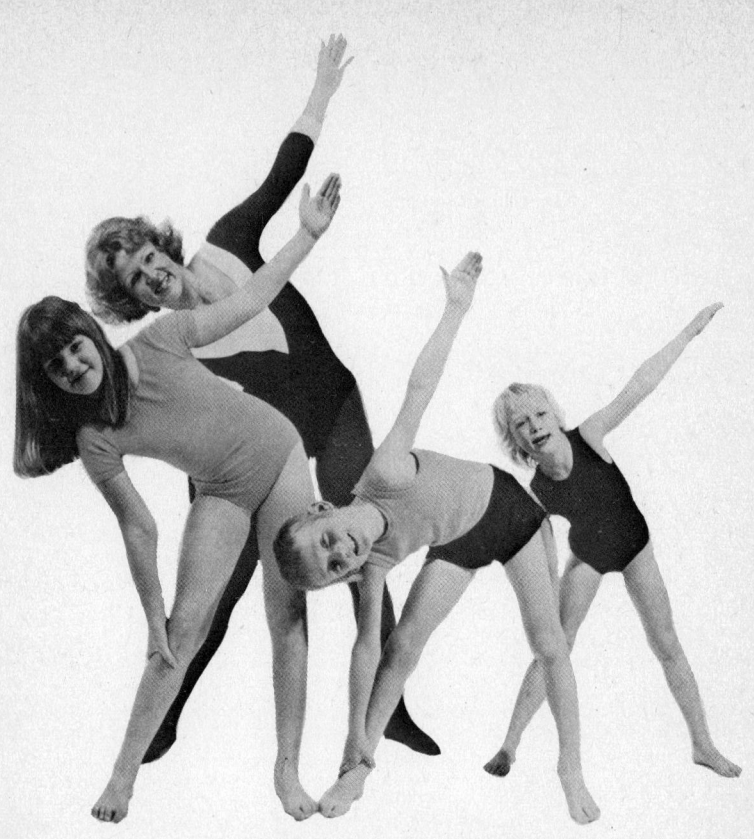

Kareen Zebroff bei einer Gruppenübung mit Kindern

Aufwärme-Übungen

- Katzen-Streckung
- Brust-Expander
- Rock'n Roll
- Gruß an die Sonne

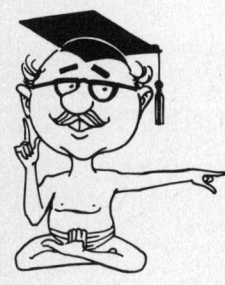

Lies bei jeder Übung nach, wofür sie gut ist

- Mach mindestens eine Übung zum Aufwärmen, bevor du irgendeine andere Übung beginnst, damit du deine Muskeln nicht zerrst oder überanstrengst.

- Nachdem du alle Aufwärme-Übungen durchprobiert hast, suche dir eine davon aus und trage sie in deinen persönlichen Yoga-Übungsplan ein.

Katzen-Streckung

Ausführung:
Stell dir vor, du rekelst dich wie eine Katze in ihrem molligen Fell.
1. Laß dich auf Hände und Knie nieder (Abb. 1).
2. Schiebe zuerst den Po etwas nach hinten. *Atme ein* und drücke deine Brust so tief nach unten und nach vorn, als wolltest du mit deiner Kehle den Fußboden kehren (Abb. 2).
3. Bleibe 5 Sekunden lang in dieser Stellung und stütze dich dabei hauptsächlich auf die Arme.
4. *Atme aus*, gehe in die Ausgangsstellung zurück und wölbe den Rücken nach oben wie eine wütende, fauchende Katze (Abb. 3).
5. Halte dich so 5 Sekunden lang und entspanne dich dann.
6. Bringe jetzt dein rechtes Knie zum Kopf und berühre ihn, wenn du kannst. Verharre 5 Sekunden in dieser Stellung (Abb. 4).
7. Strecke nun dein Bein nach hinten und nach oben und halte es dabei gerade. Halte den Kopf nach oben und die Arme ausgestreckt (Abb. 5).
8. Zieh das Bein langsam zum Kopf zurück und verharre so.
9. Entspanne dich und wiederhole die Übung mit dem anderen Bein.
10. Mach die ganze Übung noch einmal oder sogar zweimal.

Worauf es ankommt:
Das Rekeln des ganzen Körpers macht Spaß! Die Bewegungen müssen aber langsam und graziös gemacht werden.
Ärgere dich nicht, wenn du deine Knie nicht gleich bis zum Kopf durchziehen kannst. Wenn du eine Weile geübt hast, geht das schon leichter.

Wofür die Übung gut ist:
Die Katzen-Streckung kräftigt den Rücken • entspannt • kräftigt die Arme • unterstützt das regelmäßige Einsetzen der Menstruation • strafft die Kinngegend • streckt die gesamte Vorderseite des Körpers.

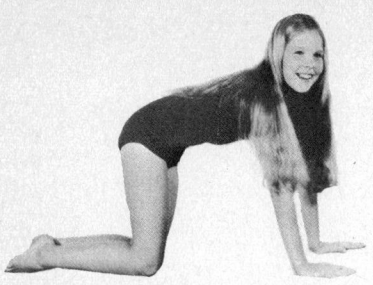

Abb. 1: Fange auf allen vieren an.

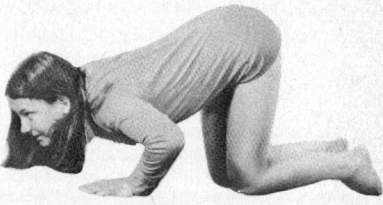

Abb. 2: Du bist eine Miezekatze, die ihre Milch schlürft.

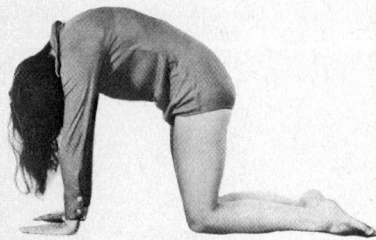

Abb. 3: Jemand hat dir auf den Schwanz getreten, und du bist wütend.

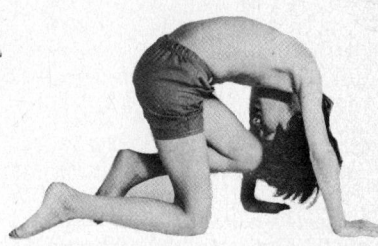

Abb. 4: Berühre mit dem Knie die Stirn, wenn du kannst.

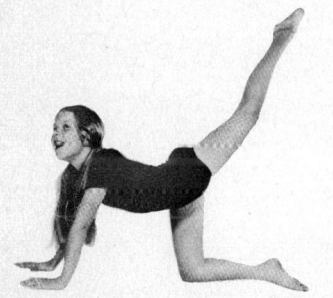

Abb. 5: Streck das Bein ganz nach oben – als ob dir jemand die Zehen hochzieht.

Brust-Expander

Ausführung:
Stell dir vor, du wärst ein Kraftprotz, der am offenen Fenster Freiübungen macht.
1. Stell dich gerade hin, die Füße etwas auseinander, strecke die Arme aus, leg die Handflächen zusammen (Abb. 6).
2. *Atme ein* und bringe die Arme in einer weitausholenden Bewegung hinter den Rücken, wobei du die Schulterblätter zusammendrückst. Falte die Hände.
3. Laß den Kopf nach hinten fallen und beuge dich dabei rückwärts, soweit es geht. Drücke das Becken nach vorn.
4. Drücke die gefalteten Hände nach oben zum Kopf hin und halte so 5 Sekunden lang aus (Abb. 7).
5. Bleibe in dieser Stellung, *atme aus* und beuge dich langsam von der Taille aus nach vorn. Laß den Kopf nach unten hängen und laß dich von deinem Körpergewicht herunterziehen. Du darfst dabei aber nicht zappeln oder ruckartig vorgehen! (Abb. 8)
6. Halte so 10 Sekunden lang aus und drücke dabei die Hände noch mehr zum Kopf hin (Abb. 9).
7. Richte dich langsam auf und entspanne dich. Mach dann die Übung noch zweimal.

Worauf es ankommt:
Laß bei der Übung die Augen offen, dann kannst du besser das Gleichgewicht halten.
Wenn du dich nach vorwärts beugst, drücke die Hände gleichmäßig nach oben.

Wofür die Übung gut ist:
Der Brust-Expander entwickelt die Büste bei den Mädchen und dehnt den Brustkorb bei den Jungen ● schafft ganz schnell neue Energien ● verbessert die Haltung ● festigt den Bauch und macht einen »Speckbauch« schlanker ● entspannt den ganzen Körper ● dehnt die Lungen und sorgt für eine bessere Durchblutung des Kopfes ● vermindert Spannungen im Nacken, in den Schultern und im oberen Teil des Rückens.

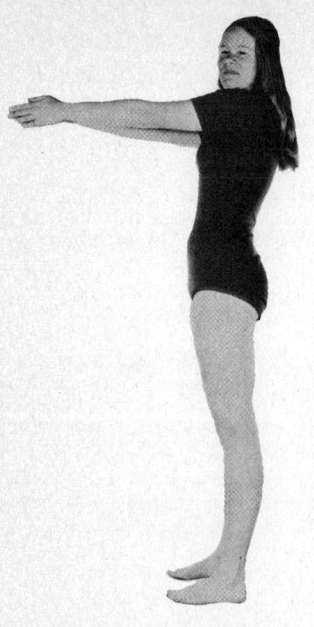

Abb. 6: Ausgangsstellung.

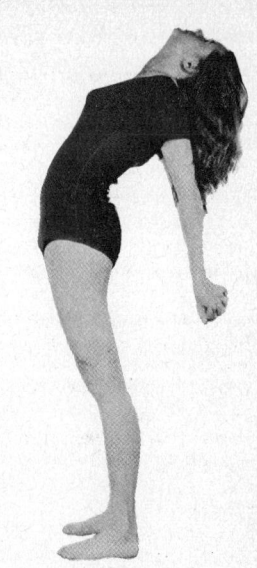

Abb. 7: Die Oberarme sind zurückge-
drückt wie bei einer Schwimmbewegung.

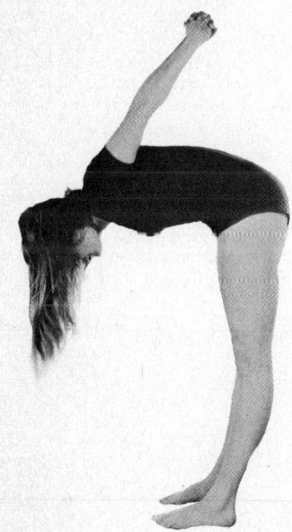

Abb. 8: Nicht schummeln! Die Knie bleiben durchgedrückt.

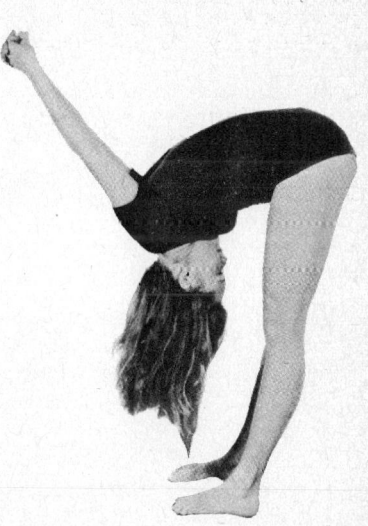

Abb. 9: Bring den Kopf bis zu den Knien
hinunter, wenn du kannst.

Rock'n Roll

Ausführung:

Stell dir vor, du wärst ein Marienkäfer, der schaukelt.

1. Setz dich auf den Fußboden und zieh die Knie dabei an.
2. Falte die Hände unter den Knien.
3. Bring den Kopf möglichst nah an die Knie und halte ihn während der ganzen Übung dort (Abb. 10).
4. Rolle langsam nach hinten ab, bis du auf den Schulterblättern liegst. Mach dabei einen Rundrücken und halte die Beine zusammen (Abb. 11).
5. Rolle gleichmäßig, aber ohne Kraftanstrengung vor und zurück, ohne beim Vorrollen mit den Zehenspitzen den Boden zu berühren (Abb. 12).
6. Mach das zwölfmal oder eine Minute lang.
7. Dabei das Atmen nicht vergessen! Beim Zurückrollen einatmen, beim Vorrollen ausatmen.

Worauf es ankommt:

Mach die ganze Übung aus der Liegestellung heraus, wenn du ein bißchen Angst davor hast, dich aus dem Sitz nach hinten rollen zu lassen. Dann mußt du die Unterschenkel nach oben schwingen, um in Gang zu kommen.

Mach die Rock'n Roll-Übung jedesmal, wenn du dich am ganzen Körper steif fühlst.

Halte deinen Kopf nah an den Knien, damit du auf einem runden Rücken schön vor- und zurückrollen kannst.

Nutze den Schwung der ersten Rückrolle aus, damit du leicht wieder vorrollen kannst.

Wofür die Übung gut ist:

Der Rock'n Roll gibt dir Wärme und Kraft ● macht die Wirbelsäule biegsam ● kräftigt die Bauchmuskeln ● massiert den Rücken und lindert Verspannungen im Nacken und im Bereich der Wirbelsäule ● ist für Leber und Milz zuträglich ● fördert Verdauung und Stuhlgang.

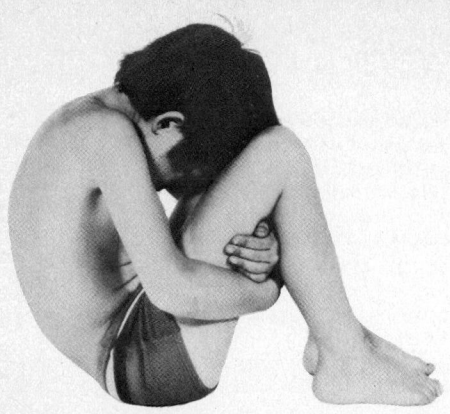

Abb. 10: Kopf zu den Knien: Laß
ihn dort!

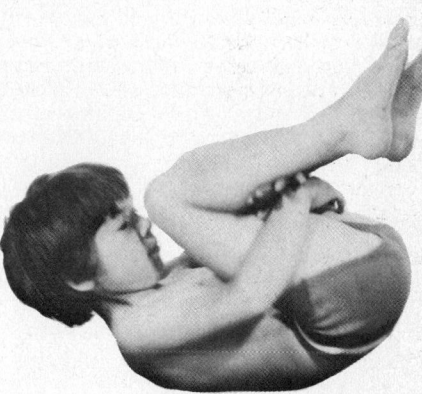

Abb. 11: Nicht zu weit zurück: Du
mußt ja wieder vorrollen!

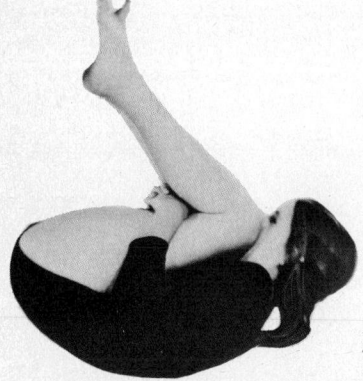

Abb. 12: Vor und zurück, lässig
und gleichmäßig.

Gruß an die Sonne

Ausführung:
Stell dir vor, du wärst ein Seehund, der sich nach dem Schwimmen im eisigen Wasser den wärmenden Sonnenstrahlen entgegenstreckt.

1. Stell dich gerade hin, die Füße etwas auseinander und die Hände vor der Brust zusammengelegt. Atme ein paarmal ein und aus (Abb. 13).
2. *Atme ein*, nimm die Arme hoch über den Kopf und beuge dich langsam von der Taille aus nach hinten. Drücke dabei die Hüften nach vorn (Abb. 14).
3. *Atme aus*, beuge dich nach vorn und reiche mit den Händen bis zu den Füßen auf den Boden, wobei die Knie durchgedrückt bleiben (Abb. 15).
4. *Atme ein*, geh in die Hocke und bring das rechte Bein bei durchgedrücktem Knie nach hinten. Halte dabei das Hinterteil tief und versuche, den Rücken durchzudrücken. Kopf hoch! (Abb. 16)
5. *Halte* den Atem an und strecke das linke Bein neben dem rechten aus. Der Körper bildet dabei eine gerade Linie (ähnlich wie beim Liegestütz). Das Gewicht ruht nur auf Händen und Zehenspitzen (Abb. 17).
6. *Atme aus* und laß den Körper langsam auf den Boden nieder: Zuerst die Knie, dann die Brust zwischen die Hände, zuletzt die Stirn (Abb. 18).
7. *Atme ein*, senke die Hüften sanft bis zum Boden, hebe dabei den Kopf und drücke den Rücken durch wie bei der Kobra-Stellung (Abb. 19).
8. *Atme aus*, stütze dich mit den Händen ab, strecke das Hinterteil hoch nach oben, wobei die Knie gerade gehalten und die Fersen nach unten gedrückt werden (Abb. 20).
9. *Atme ein* und zieh den rechten Fuß nach vorn zwischen die Hände. Laß das linke Bein ausgestreckt, hebe den Kopf und drücke den Rücken durch (Abb. 21).
10. *Atme aus*, zieh das linke Bein nach vorn, drücke die Knie durch und mach eine Vorwärtsbeuge, wobei der Kopf möglichst nah an die Knie herankommen soll (Abb. 22).
11. *Atme ein*, richte dich mit hocherhobenen Armen auf und beuge dich so weit wie möglich zurück (Abb. 23).
12. *Atme aus*, stell dich wieder gerade hin, laß die Arme fallen und entspanne dich (Abb. 24).
13. Mach das Ganze noch einmal und bewege dich dabei gleichmäßig und flüssig. Diesmal kommt zuerst das linke Bein nach hinten. Wenn du kannst, mach die Übung zwölfmal.

Worauf es ankommt:
Du kannst beim Luftschnappen einen Augenblick innehalten, verweile aber nicht zu lange bei jeder Stellung der Übung.

Deine Bewegungen sollen ausgeglichene Vor- und Rückbeugen der Wirbelsäule sein. Du wirst Spaß an den Streckungen haben.

Denke immer an das richtige Ein- und Ausatmen.

Denke daran, bei den Übungsteilen 4 und 9 den Kopf hochzuheben und den Rücken durchzudrücken. Drücke das Knie des ausgestreckten Beines auf den Boden herunter. Mach die Übung abwechselnd mit dem rechten und dem linken Bein.

Wenn man die wellenartigen Bewegungen der Übung »Gruß an die Sonne« so richtig auskosten möchte, sollte man sie bei Sonnenaufgang machen.

Wofür die Übung gut ist:

Der »Gruß an die Sonne« bringt neue Energie ● verhilft zu schlanker Taille und Bauch ● weitet die Brust und erleichtert die Atmung ● hält die Wirbelsäule geschmeidig und gesund ● verbessert die Durchblutung des ganzen Körpers ● kräftigt die Muskeln und bereitet sie auf die Übungen für Fortgeschrittene vor ● erhöht die Widerstandskraft ● lindert Spannungen und Schlaflosigkeit.

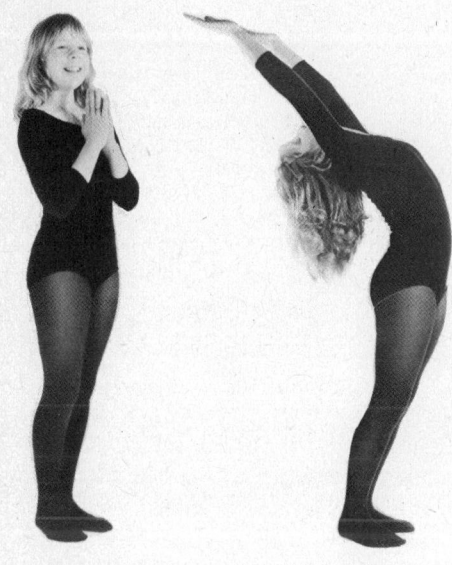

Abb. 13: Ausgangsstellung

Abb. 14: Stell dir vor, du reckst dich der Sonne entgegen.

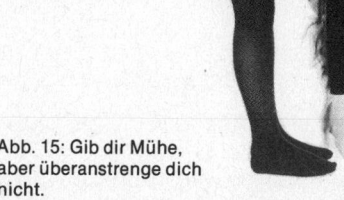

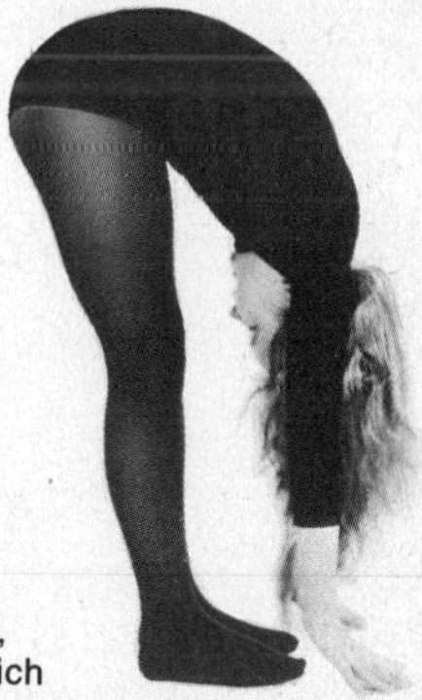

Abb. 15: Gib dir Mühe, aber überanstrenge dich nicht.

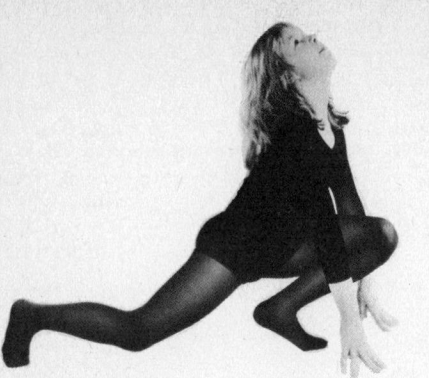

Abb. 16: Schenkel und
Wade des linken Beines
berühren sich.

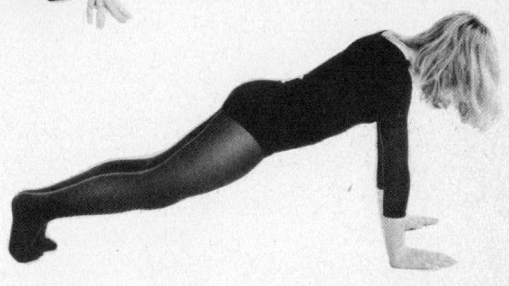

Abb. 17: Rücken bleibt
gerade.

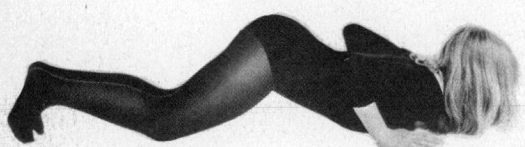

Abb. 18: Kopf und Brust
nach unten, Hinterteil nach
oben!

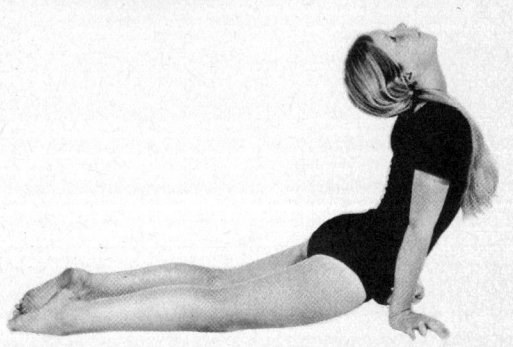

Abb. 19: Wie bei der Kobra.

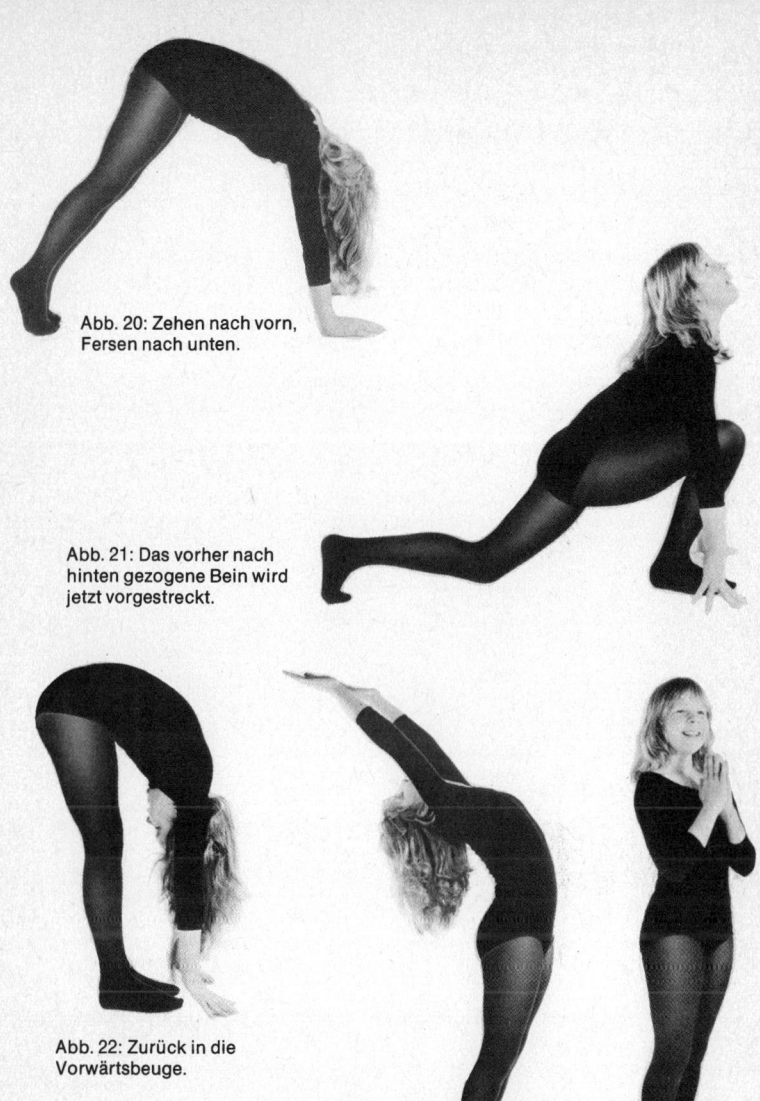

Abb. 20: Zehen nach vorn,
Fersen nach unten.

Abb. 21: Das vorher nach
hinten gezogene Bein wird
jetzt vorgestreckt.

Abb. 22: Zurück in die
Vorwärtsbeuge.

Abb. 23: Weit nach hinten
strecken.

Abb. 24: Zurück
zur Ausgangsstellung.

Leichte Übungen zum Fithalten

Für Anfänger

- Kopf zum Knie-Streckung
- Kamel
- Kobra
- Fisch
- Vorwärtsbeuge im Stehen
- Vorwärtsbeuge im Sitzen
- Springbrunnen
- Löwe
- Kuhkopfstellung oder Haltungsgriff
- Storch oder Baum
- Dreiecksstellung

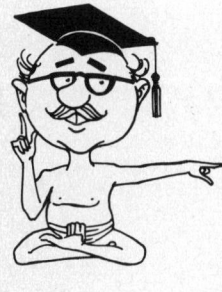

Leichte Übungen, um fit zu bleiben

- Auch Erwachsene können hier mitmachen.
- Für alle, die aufs neue mit Yoga beginnen.
- Allmähliche Vorbereitung auf die Übungen für Fortgeschrittene.

- Immer daran denken: Nur so weit strecken, wie jeder einzelne es gut aushalten kann und dann in dieser Stellung bleiben.

Kopf zum Knie-Streckung

Ausführung:

Stell dir vor, du wärst ein Hund, der sein Hinterbein vorstreckt, um sich die Pfote zu lecken.

1. Setz dich auf den Fußboden, strecke die Beine aus und halte den Rücken dabei gerade.
2. Beug dein linkes Bein und laß die Knieseite dabei auf dem Fußboden. Drücke den linken Fuß gegen den rechten Oberschenkel (Abb. 25). *Atme ein.*
3. Streck die Arme in die Höhe, *atme aus* und laß sie *langsam* am rechten Bein entlanggleiten, soweit du kannst. Beuge dich dabei nach vorn und laß die Wirbelsäule abrollen.
4. Faß mit beiden Händen das Bein an; wenn du gelenkig bist, kommst du bis zum Fuß, sonst nur bis zur Wade oder zum Knie (Abb. 26).
5. Beug die Ellbogen nach außen und nach unten und ziehe dich dabei allmählich mehr nach vorn als nach unten. Laß den Kopf dabei locker hängen. Überanstrenge dich nicht und mache keine stoßweisen, sondern gleitende Bewegungen (Abb. 27).
6. Streck den Körper nur so weit, wie du es gut aushalten kannst, und bleibe dann 5 bis 30 Sekunden lang in dieser Stellung. Atme ganz normal.
7. *Atme ein*, richte dich langsam auf und mache das gleiche noch einmal mit dem anderen Bein.
8. Jedes Bein kommt dreimal dran, dann ist die Übung fertig.

Worauf es ankommt:

Laß die Kniekehle des gestreckten Beines immer am Boden und mache keine ruckartigen Bewegungen. Wenn du dann in der Endstellung eine Weile aushältst und dich nicht bewegst, fühlst du dich nach der Übung um so besser.

Dein ausgestrecktes Bein wirkt wie ein Hebel, wenn du dich daran festhältst und dich langsam nach vorn ziehst.

Wenn du mit der Übung fertig bist, mußt du die Knie entspannen; trommle im Sitzen mit den Beinen abwechselnd auf den Boden.

Sei nicht traurig, wenn dein Freund näher an sein Knie herankommt als du. Du bekommst den Dreh schon heraus, wenn du weitermachst. Du wirst merken, wie schnell du dann Fortschritte machst.

Wofür die Übung gut ist:

Die Kopf zum Knie-Streckung stärkt und festigt den Bauch und die Beine ● massiert die meisten Unterleibsorgane und regt ihre Funktionen an ● macht die Wirbelsäule elastisch und kräftig ● löst Spannungen in den Beinen, an Gesäß und Rücken.

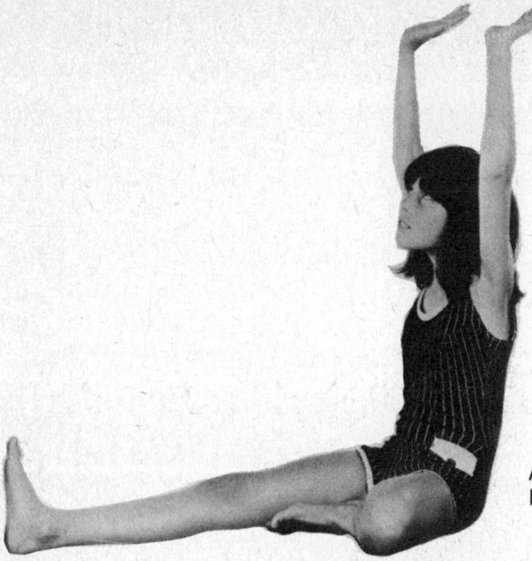

Abb. 25:
Richtige Ausgangsstellung

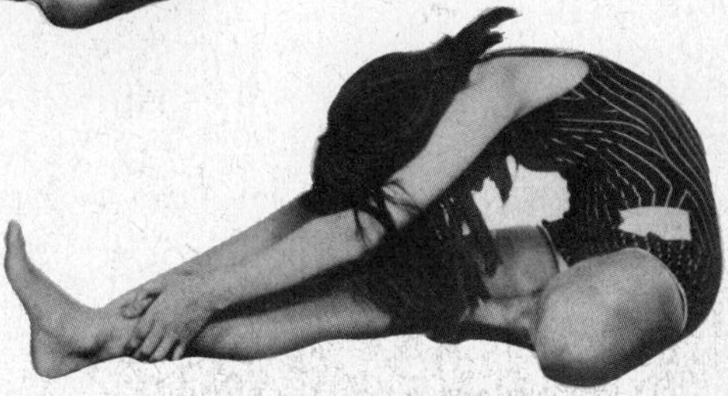

Abb. 26: Als Anfänger darf
man, wenn es unbequem
wird, nicht weiter vorgreifen.

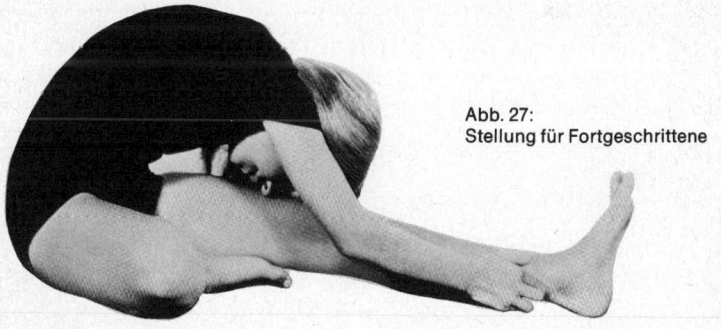

Abb. 27:
Stellung für Fortgeschrittene

Kamel

Ausführung:
Stell dir vor, du wärst ein Kamel, das sich vorgenommen hat, seinen Kopf bis zum Buckel zurückzustrecken.

1. Knie dich aufrecht hin, halte die Beine zusammen und die Füße nach hinten gestreckt. *Atme ein.*
2. Lege die Hände an die Taille und beuge dich langsam nach hinten, wobei du *ausatmest* und das Becken nach vorn drückst (Abb. 28).
3. Laß den Kopf locker nach hinten fallen.
4. Laß zuerst die rechte Hand lose über den Füßen hängen, dann auch die linke Hand. Wenn du es schaffen kannst, dann versuche, die Handflächen an die Füße zu bringen (Abb. 29).
5. Kneif die Pobacken zusammen und drücke Oberschenkel und Becken nach vorn, so weit du kannst (Abb. 30).
6. Bleibe möglichst lange, etwa 5 bis 30 Sekunden, in dieser Stellung. Atme ganz normal. (Abb. 31 zeigt das Kamel für Meister.)
7. Mach die Übung noch zweimal.

Worauf es ankommt:
Denke immer daran, daß man sich besser nach hinten beugen kann, wenn Brust und Becken weit vorgestreckt werden.
Beuge dich nur so weit nach hinten, wie du es gut aushalten kannst.
Mach den Mund bei der Übung zu – das ist gut für das Kinn.

Wofür die Übung gut ist:
Das Kamel kräftigt die Wirbelsäule und macht sie biegsam ● gibt dir Tatkraft ● verbessert die Körperhaltung ● läßt Hängeschultern und einen krummen Rükken wieder gerade werden ● hilft auch Leuten, die unter Wirbelsäulenschäden leiden.

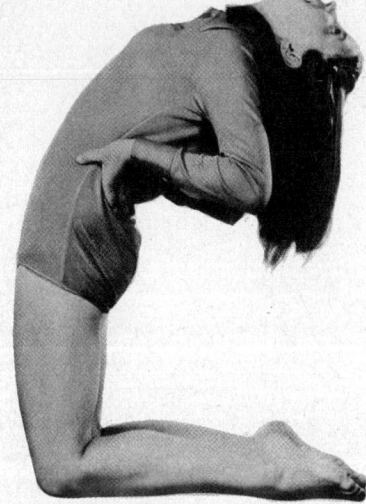

Abb. 28: Ausgangsstellung

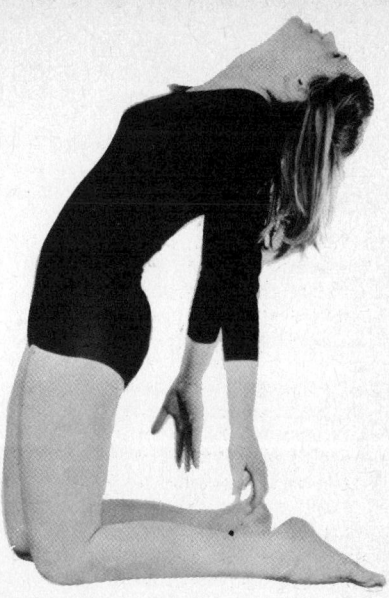

Abb. 29: Als Anfänger braucht man nicht tiefer zu reichen.

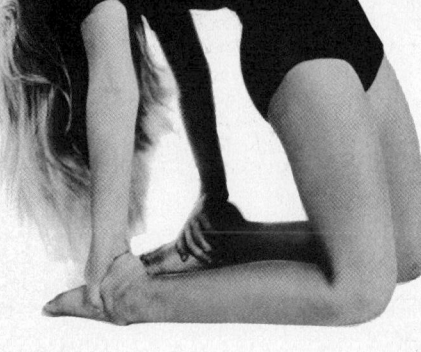

Abb. 30: Stellung für Fortgeschrittene

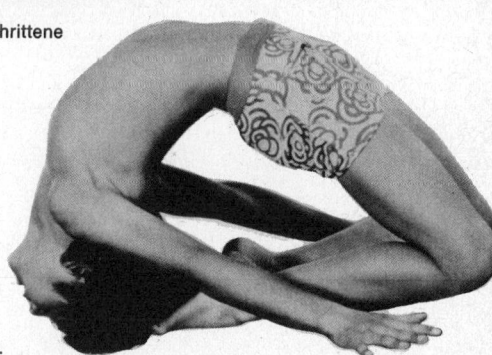

Abb. 31:
Dafür braucht man viel Übung.

Kobra

Ausführung:
Stell dir vor, du wärst eine Kobra, die sich nach geruhsamem Schlaf aus ihrem Korb emporschlängelt.
1. Lege dich auf den Bauch, die Hände locker neben dem Körper, die Füße zusammen.
2. Stelle die Hände direkt unter deine Schultern.
3. *Atme ein* und hebe langsam den Kopf, bis du die Decke sehen kannst.
4. Jetzt erst hebe die Schultern und den Oberkörper. Die Bewegung wird mehr von den Rückenmuskeln als von den Händen ausgeführt.
5. Laß die Oberschenkel dabei fest am Boden; die Arme brauchen nicht gerade zu bleiben. Preß Schenkel und Pobacken zusammen. Entspanne dich dann in dieser Stellung (Abb. 32, 34).
6. Langsam – Wirbel um Wirbel – hinlegen. Der Kopf bleibt bis zum Schluß erhoben.

Abwandlung:
1. Mach die Übung von 1 bis 5 noch einmal.
2. *Atme aus.* Beuge die Knie und versuche, die Zehen bis zum Kopf zurückzubringen. (Diese Übung ist nur für Fortgeschrittene geeignet und wird »Schwan« genannt, Abb. 33.)
3. Bleibe 5 bis 15 Sekunden lang in der Stellung. Atme dabei normal.
4. Entspanne dich ganz langsam und *atme* dabei *aus.* Versuche es noch zweimal.

Worauf es ankommt:
Stell dir vor, dein Rückgrat wäre eine schwere Kette, die du langsam, Glied um Glied, emporheben willst.
Laß die ganze Zeit, während du die Kobra spielst, deinen Kopf im Nacken.
Strecke Beine und Körper aus, so weit du kannst.
Erzwinge nichts, was du nicht auf Anhieb schaffst.

Wofür die Übung gut ist:
Die Kobra erweitert den Brustkorb und entwickelt die Büste • macht das ganze Rückgrat elastisch, von den Rücken- und Lendenwirbeln bis zum Kreuz • massiert den Unterleib, trägt so zum Fettabbau bei und lindert Harnbeschwerden • kräftigt die Handgelenke • schafft eine straffe Kinnpartie • belebt den ganzen Körper • behebt Schulter- und Nackenverspannungen • verbessert den Blutkreislauf in der Beckengegend.

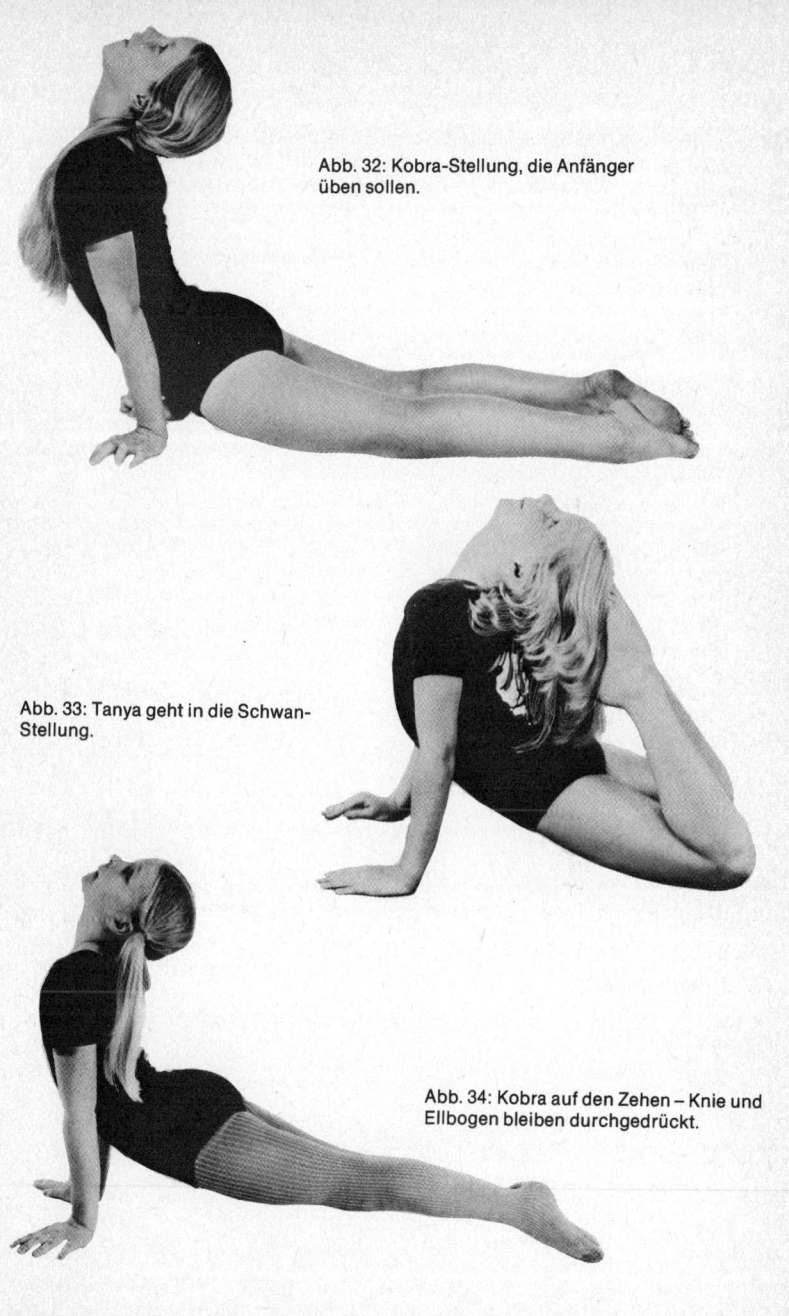

Abb. 32: Kobra-Stellung, die Anfänger üben sollen.

Abb. 33: Tanya geht in die Schwan-Stellung.

Abb. 34: Kobra auf den Zehen – Knie und Ellbogen bleiben durchgedrückt.

Fisch

Ausführung:
Stell dir vor, du wärst ein Hai, der auf dem Rücken schwimmt und sich einen Schwimmer schnappen will.

1. Leg dich mit ausgestreckten Beinen auf den Rücken. Die Arme liegen dicht am Körper, die Handflächen am Boden halb unter dem Po. Die Ellbogen sind angewinkelt. *Atme ein* (Abb. 35).
2. *Atme aus*, stütze dich auf die Ellbogen und hebe den Körper vom Boden ab, indem du ein Hohlkreuz machst.
3. Ziehe gleichzeitig den Kopf so weit nach hinten, wie es geht, möglichst bis zum Scheitel, auf dem er dann ruht (Abb. 36).
4. Verlagere dein Gewicht auf das Hinterteil.
5. Bleibe in dieser Stellung, bis sie dir unbequem wird, mindestens 5, höchstens 60 Sekunden lang. Atme normal.
6. *Atme ein*, gehe zurück in die Ausgangsstellung und mach die Übung noch zweimal.

Abwandlungen: Abb. 37 und 38.

Worauf es ankommt:
Verlagere fast dein ganzes Gewicht auf Ellbogen und Hinterteil.
Beuge während der Übung die Knie überhaupt nicht.
Mach die Fisch-Übung jedesmal, wenn durch eine andere Übung dein Nacken angestrengt worden ist.
Versuche, die Fisch-Haltung aus dem Lotos-Sitz heraus einzunehmen.

Wofür die Übung gut ist:
Der Fisch trägt zur Entwicklung von Brustkorb und Oberweite bei ● kräftigt die Hüftgelenke ● lindert Atembeschwerden, auch bei Asthma ● regt die Schilddrüse an und reguliert das Gewicht ● löst Spannungszustände im Nacken und oberen Rücken ● fördert die Blutzufuhr zum Kopf – man fühlt sich wach und munter ● regt die Verdauung an ● lindert Hämorrhoiden-Beschwerden.

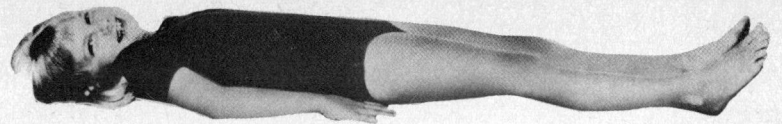

Abb. 35: Ausgangsstellung

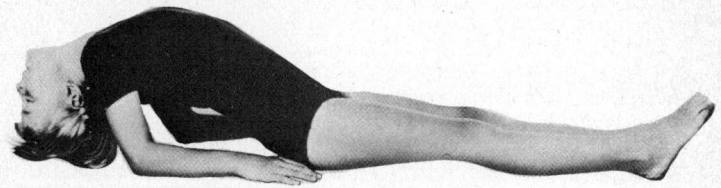

Abb. 36: Fisch-Stellung für Anfänger

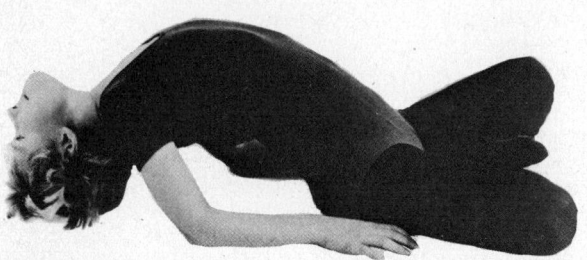

Abb. 37: Versuche, die Beine in die
Lotos-Stellung zu bringen.

Abb. 38: Großartig, wenn man einen
straffen Bauch haben will.

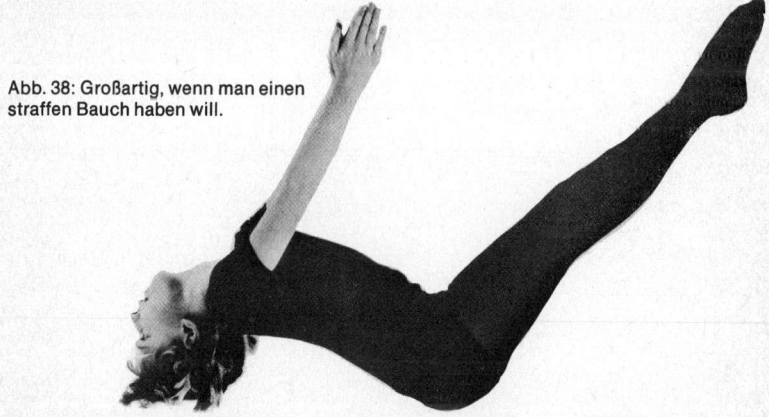

Vorwärtsbeuge im Stehen

Ausführung:
Stell dir vor, du wärst ein Strauß, der versucht, seinen Kopf so tief herunterzu-
beugen, daß er ihn in den Sand stecken kann.
1. Stell dich gerade hin, die Füße etwas auseinander.
2. Hebe langsam die Arme und *atme* dabei *ein* (Abb. 39).
3. *Atme aus* und beuge dich langsam abrollend nach vorn. Laß dabei den Kopf
   nach unten hängen.
4. Laß ein paar Sekunden lang das ganze Körpergewicht nach unten hängen.
   Die Arme baumeln neben den Ohren (Abb. 40).
5. Faß deine Beine von hinten an, möglichst tief unten an den Waden, und
   drücke dabei das Kinn an den Hals. Die Knie bleiben durchgedrückt (Abb. 41).
6. Beuge die Ellbogen und ziehe den ganzen Körper an den Beinen nach unten
   und innen, so weit du kannst. Versuche, mit dem Kopf bis zum Knie zu
   kommen.
7. Bleibe in dieser Stellung 5 bis 30 Sekunden lang und atme dabei so normal wie
   möglich.
8. Richte dich langsam mit den Armen neben den Ohren auf, *atme ein*, bis du
   wieder gerade stehst.
9. Mach die Übung noch zweimal.
Abwandlungen: Abb. 42 und 43.

Worauf es ankommt:
Versuche nicht, den Kopf ruckartig oder mit Schwung ans Knie zu bringen.
Es ist nicht schlimm, wenn du mit den Händen nicht bis zum Boden reichst, aber
es ist wichtig, daß dein Kopf möglichst nahe ans Knie kommt.
Beuge niemals die Knie, auch wenn du nicht tief herabkommst.
Laß dich schlaff herabhängen, um erst einmal die verspannten Beinmuskeln zu
lockern.

Wofür die Übung gut ist:
Die Vorwärtsbeuge im Stehen entspannt den Rücken- und Schulterbereich ●
macht die Beinmuskeln geschmeidig und Wirbelsäule und Beine gelenkig ●
verbessert die Blutzirkulation im Kopf, verschafft eine gute Gesichtsfarbe und
macht hellwach ● hilft gegen den Speckbauch ● fördert Verdauung und Entlee-
rung.

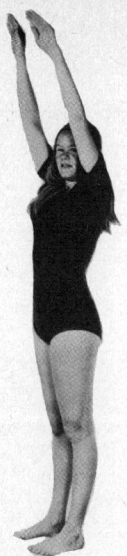

Abb. 39: Drück die Knie durch.

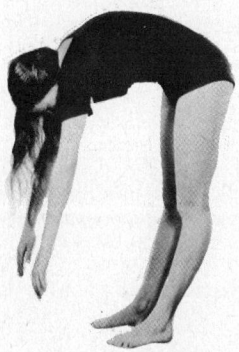

Abb. 40: Anfänger lassen sich einfach von ihrem Körpergewicht herunterziehen.

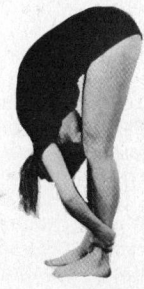

Abb. 41: Stellung für Fortgeschrittene

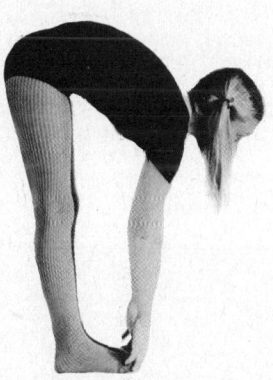

Abb. 42: Die große Zehe wird mit zwei Fingern umfaßt.

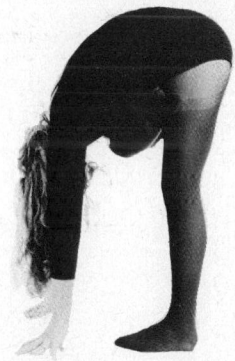

Abb. 43: Für sehr Fortgeschrittene eine Rumpfbeuge in der halben Lotos-Stellung

Vorwärtsbeuge im Sitzen

Ausführung:
Stell dir vor, du müßtest aus Leibeskräften am Tau ziehen, um für deine Mannschaft das Spiel zu entscheiden.
1. Setz dich gerade auf den Boden. Die Beine bleiben ausgestreckt und die Füße geschlossen.
2. *Atme ein*, hebe die Arme über den Kopf und lehne dich leicht zurück (Abb. 44).
3. *Atme kräftig aus* und beuge dich langsam abrollend nach vorn. Strecke dich aber nur so weit, wie du es ohne Anstrengung vermagst, und faß dann die Beine so weit unten wie möglich an.
4. Beuge jetzt die Ellbogen nach außen und zieh den Körper an den Beinen vorwärts und nach unten (Abb. 45).
5. Laß den Kopf nach unten hängen, bleibe in dieser Stellung 5 bis 30 Sekunden lang und atme dabei so normal wie möglich.
6. Wenn du die Übung oft wiederholt hast, wird es dir gelingen, den Kopf bis zu den Knien zu bringen und mit aufgestützten Ellbogen die Hände so weit vorzustrecken, daß du nicht nur die Waden, sondern sogar die Fußspitzen umfassen kannst (Abb. 46).
7. *Atme ein*, richte dich langsam auf und mach die Übung noch zweimal.

Worauf es ankommt:
Halte die Beine immer ausgestreckt.
Zapple nicht und beuge dich nicht mit Gewalt, denn du könntest dabei den Rücken überdehnen und dir weh tun.
Gib dir Mühe, das Rückgrat vorsichtig und möglichst weit vorzustrecken.

Wofür die Übung gut ist:
Die Vorwärtsbeuge im Sitzen stärkt die Bauchmuskulatur und kräftigt die Unterleibsorgane ● löst Verspannungen im Bereich der Wirbelsäule und in den Beinen ● fördert die Vitalität ● streckt das Becken und fördert die Durchblutung in diesem Bereich ● wirkt sich wohltuend auf das gesamte Nervensystem aus ● reguliert die Nierentätigkeit ● massiert das Herz.

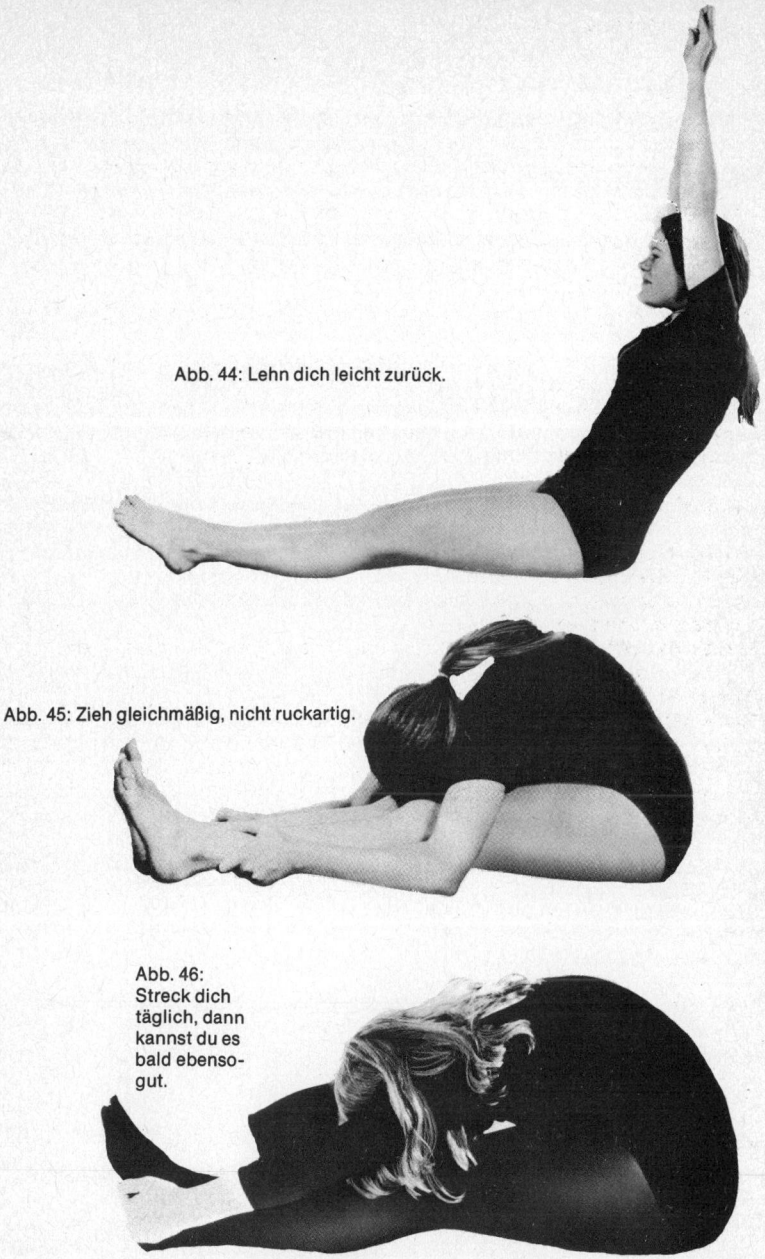

Abb. 44: Lehn dich leicht zurück.

Abb. 45: Zieh gleichmäßig, nicht ruckartig.

Abb. 46:
Streck dich
täglich, dann
kannst du es
bald ebenso-
gut.

Springbrunnen

Ausführung:
Stell dir vor, du wärst ein Rasensprenger, und aus deinen Fingern käme das Wasser herausgespritzt. Die Sprengerarme drehen sich im Kreise und besprühen allmählich die ganze Umgebung.
1. Stell dich gerade hin, die Füße etwas auseinander, die Hände vor dem Körper gefaltet.
2. *Atme ein* und hebe langsam die gefalteten Hände über den Kopf. Beuge dich von der Taille zur Seite und rückwärts, so weit du kannst. Bleibe ein paar Sekunden lang so stehen. *Atme aus* (Abb. 47).
3. *Atme ein* und mach mit dem ganzen Oberkörper kreisförmige Bewegungen, immer weiter ausholend, wobei du dich zuerst nach links, dann nach vorn, dann nach rechts beugst. Bleibe in jeder Beuge ein paar Sekunden lang und *atme* dabei *aus* (Abb. 48 und 49).
4. Entspanne dich und mach noch einmal die gleichen Beugen, aber diesmal zuerst rechts und zuletzt links. Atme immer gut durch. Mach die ganze Übung noch zweimal nach rechts und zweimal nach links.

Abwandlungen:
a) Probiere alles, wie oben beschrieben, aber diesmal auf den Zehen balancierend.
b) Mach die ganze Übung in einer langsamen, durchgehenden Bewegung, ohne zwischendurch anzuhalten und ohne erneut Luft zu holen.
c) Laß die Kreise, die du mit deinem Oberkörper drehst, immer größer werden.

Worauf es ankommt:
Kneif die Pobacken zusammen, wenn du dich nach den Seiten und rückwärts beugst.
Halte die Knie durchgedrückt und die Füße fest auf dem Boden. Mach mit den Armen runde Kreise um dich herum und denke daran, daß die Rückwärtsbeuge auch dazu gehört.

Wofür die Übung gut ist:
Der Springbrunnen macht schlanke und straffe Hüften ● schafft eine schlanke Taille ● streckt die Körper-Seiten ● verbessert den Blutkreislauf in den Armen ● löst Spannungszustände.

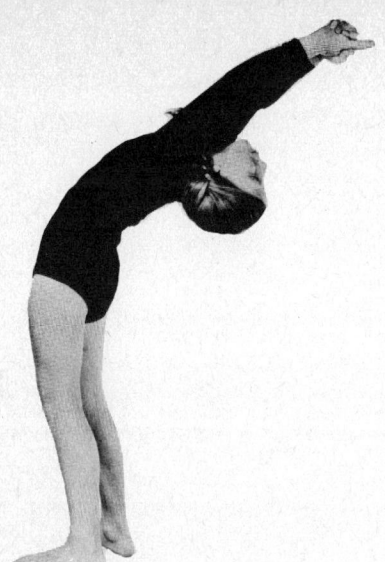

Abb. 47: Ausgangsstellung bei größeren Kreisbewegungen

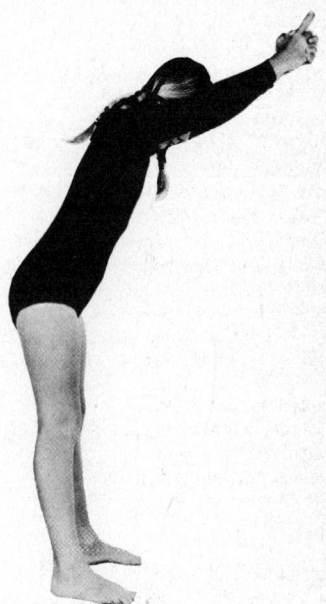

Abb. 48: So kannst du die Speckfalten loswerden.

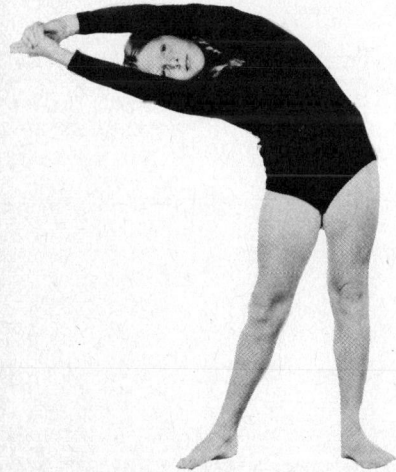

Abb. 49: Jetzt beugen wir uns etwas vor, um den Kreis zu schließen.

Löwe

Ausführung:
Stell dir vor, du wärst ein Löwenjunges, das seinem Papa die Zunge heraus-
streckt, um ihm zu zeigen, daß es sehr hungrig ist.
1. Knie dich nieder und leg die Handflächen auf die Kniescheiben.
2. Spreize die Finger und laß sie heruntergleiten, bis die Fingerspitzen den
   Boden berühren (Abb. 50).
3. Lehne dich nach vorn, mit dem Hinterteil nach oben, und strecke dabei die
   Arme.
4. Mach die Augen weit auf.
5. Strecke deine Zunge heraus, so weit es geht. Versuche, mit der Zungenspitze
   bis zum Kinn zu kommen (Abb. 51).
6. Bleibe 10 Sekunden lang in dieser Haltung.
7. Setz dich zurück, mach den Mund wieder zu und entspanne dich gründlich.
8. Mach die Übung noch zweimal.

Worauf es ankommt:
Strecke die Zunge soweit heraus wie es geht.
Schließ die Augen und mach die Löwen-Haltung mit dem Gesicht zur Sonne.
Freu dich über das wunderbare Gefühl der Entspannung, wenn du dich zurück-
setzt.
Mach die Übung so, als ob du wirklich ein Löwenjunges wärst, das wütend sein
Recht verlangt.

Wofür die Übung gut ist:
Der Löwe kräftigt die Muskulatur des Gesichts, des Nackens und Halses ● glättet
Gesichts- und Halsfalten ● lindert einen rauhen Hals und kräftigt die Stimme ●
fördert die Durchblutung im Gesicht ● läßt ein Doppelkinn verschwinden ●
vermindert Spannungen im Bereich des Gesichts.

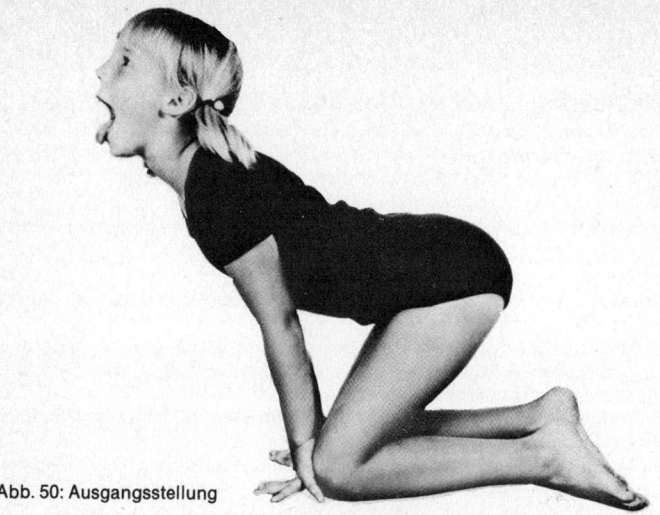

Abb. 50: Ausgangsstellung

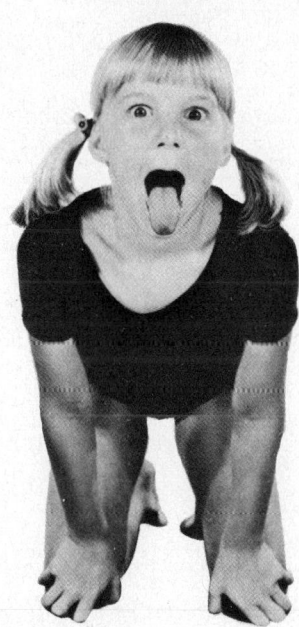

Abb. 51: Streck die Zunge heraus – noch weiter!

Kuhkopfstellung oder Haltungsgriff

Ausführung:
Stell dir vor, du wärst eine Kuh, die versucht, sich hinter dem Ohr zu kratzen.
1. Setz dich bequem auf deine Fersen, den Rücken ganz gerade.
2. Lege die linke Hand auf den Rücken, mit der Handfläche nach außen, und schiebe sie möglichst hoch am Rücken entlang hinauf (Abb. 52).
3. Hebe den rechten Arm hoch und beuge ihn dann nach hinten, bis die Finger der rechten Hand zwischen die Schulterblätter reichen. Diese Übung wird »Kuhkopf« genannt, weil der hochgestreckte Ellbogen wie ein Horn aussieht (Abb. 53).
4. Versuche nun, die beiden Hände allmählich möglichst nahe zueinander zu bringen, bis sich die Finger greifen.
5. Bleibe in dieser Haltung 10 bis 30 Sekunden lang und versuche, bei geschlossenen Fingern den rechten Arm vorsichtig etwas nach oben und dann den linken Arm etwas nach unten zu bewegen.
6. Mach das gleiche noch einmal in umgekehrter Armhaltung, und dann die ganze Übung noch zweimal.
7. Du wirst bald herausgefunden haben, daß eine Körperseite gelenkiger ist als die andere. Mach deshalb die Übung meist auf der Seite, die dir steifer vorkommt.

Worauf es ankommt:
Halte deinen Rücken gerade, desto schneller schaffst du es.
Nimm ein Taschentuch oder einen Schal zu Hilfe, wenn du die Hände nicht zusammenbringen kannst.
Mach die Übung auch am Arbeitstisch, wenn du dich nach langen Schularbeiten steif fühlst.
Eine besonders gute Streckung kannst du erreichen, wenn du dich bei der Übung nach vorn lehnst.

Wofür die Übung gut ist:
Die Kuhkopfstellung oder der Haltungsgriff verbessert die Haltung, besonders bei Hängeschultern ● kräftigt die Oberarmmuskulatur ● macht die Beinmuskeln elastisch ● trainiert die Schulter- und Rückenmuskulatur ● behebt Verspannungen in den Beinen ● verbessert die Durchblutung des Kopfes ● löst Schulterverspannungen ● schmiert die Schultergelenke und lindert arthritische Beschwerden.

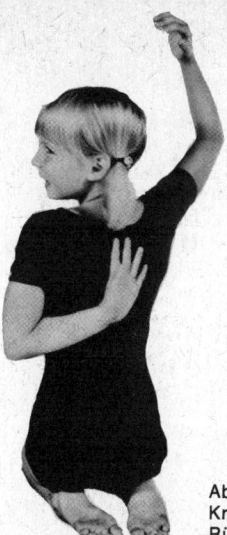

Abb. 52: Ausgangsstellung: Krabbel mit der Hand am Rücken hinauf.

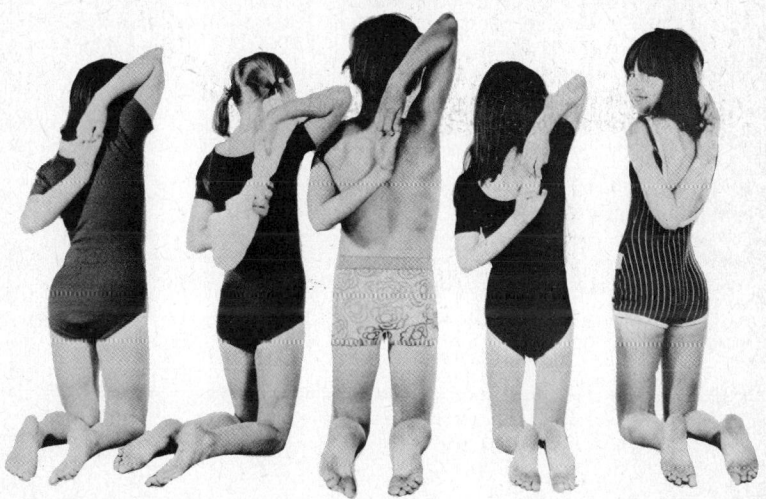

Abb. 53: Nimm ein Tuch oder ein Lineal zu Hilfe, wenn die Finger nicht zusammenkommen.

Storch oder Baum

Ausführung:
Stell dir vor, du wärst ein Storch, der in seinem Nest hoch oben auf der Schornsteinspitze auf einem Bein steht.

1. Stell dich mit geschlossenen Füßen hin. Die Arme hängen herunter.
2. Knicke das rechte Bein ein und drücke die Fußsohle gegen den linken Oberschenkel.
3. Hilf mit den Händen nach, um die Fußsohle möglichst hoch bis zur Leistengegend zu bringen, und laß den Fuß dort. Das Knie zeigt zur Seite hin (Abb. 54).
4. Lege die Handflächen zusammen und hebe dann die Hände gerade über den Kopf.
5. Bleibe solange in dieser Haltung, wie du balancieren kannst, atme dabei tief.
6. Laß Fuß und Hände langsam heruntergleiten und entspanne dich in der Grundstellung.
7. Mach die Übung noch einmal mit dem linken Bein.
8. Wiederhole die ganze Übung noch zweimal.
9. Eine Storch-Abwandlung: Winkle das Knie an, zieh die Ferse an die Pobacke und balanciere mit seitlich ausgestreckten Armen (Abb. 55).

Worauf es ankommt:
Stell deinen Fuß möglichst an die Vorderseite des Oberschenkels, dann rutscht er nicht so leicht ab.

Versuche zuerst, ob du gut balancieren kannst, indem du die Arme nicht gleich hochnimmst, sondern sie zur Seite streckst. Gehe ganz langsam in die Grundstellung zurück.

Nachdem du möglichst lange als Storch auf einem Bein gestanden hast, kannst du dann auch herumhüpfen und mit den Flügeln schlagen.

Diese Gleichgewichtsübung kannst du immer ausprobieren, wenn du Gelegenheit dazu hast, z. B. beim Telefonieren, beim Abwaschen oder an der Verkehrsampel.

Wofür die Übung gut ist:
Der Baum oder Storch stärkt das Gleichgewichtsgefühl und verbessert dadurch Gang und Haltung ● schafft eine kerzengerade Körperhaltung durch das Balancieren ● macht die Beinmuskeln elastisch ● fördert die Durchblutung der Beine.

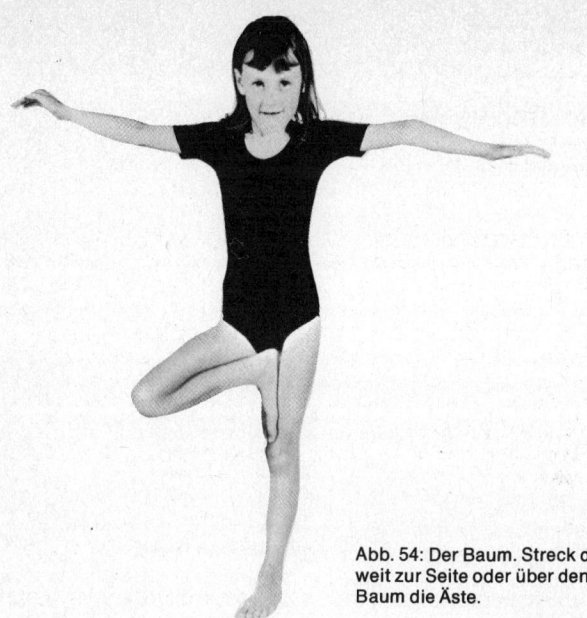

Abb. 54: Der Baum. Streck die Arme
weit zur Seite oder über den Kopf wie ein
Baum die Äste.

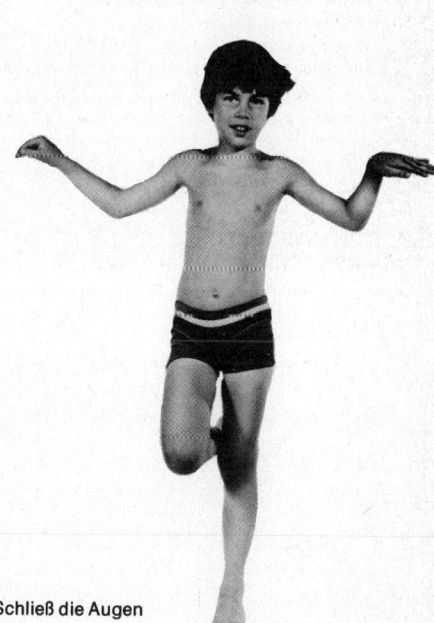

Abb. 55: Der Storch. Schließ die Augen
und balanciere.

Dreiecksstellung

Ausführung:
Stell dir vor, du wärst ein Pinguin, der Rad schlägt.
1. Stell dich aufrecht hin, die Beine drei Handbreit auseinander.
2. *Atme ein* und strecke die Arme seitlich aus, so daß sie parallel zum Boden sind (Abb. 56).
3. Drehe den linken Fuß stark nach außen, den rechten Fuß etwas nach innen.
4. *Atme aus* und beuge den Körper nach der linken Seite. Versuch, mit der linken Hand möglichst weit an die Außenseite der linken Wade herunterzukommen (Abb. 57).
5. Hebe den rechten Arm an und strecke ihn, so daß er mit dem linken Arm zusammen eine gerade Linie bildet. Blicke dabei zur rechten Hand empor (Abb. 58).
6. Bleibe 10 bis 30 Sekunden in dieser Stellung und atme dabei normal. *Atme ein* und richte dich langsam auf.
7. Mach das Ganze noch einmal nach der anderen Körperseite hin, dann beide Übungen noch zweimal.

Abwandlung:
1. Zuerst Schritt 1 bis 3 wie oben.
2. Drehe den Körper mit ausgestreckten Armen nach rechts und führe die linke Hand so nah wie möglich an die Außenseite des rechten Fußes.
4. Hebe den rechten Arm an und strecke ihn, so daß er mit dem linken Arm zusammen eine Linie bildet. Blicke dabei zur rechten Hand empor (Abb. 59).
5. Zuletzt Schritt 6 und 7 wie oben.

Worauf es ankommt:
Drücke während der ganzen Übung die Knie durch. Es ist nicht so wichtig, wie weit du herunterkommst. Aber du mußt die Übung sauber machen.
Strecke die Schultern, wenn du in der Endstellung bist.
Denke immer daran, daß man beim Yoga in der Endstellung verharrt und dadurch besonders entspannt. Das ist bei der Gymnastik anders. Du merkst das, wenn du beide Bewegungsarten ausprobierst.

Wofür die Übung gut ist:
Die Dreiecksstellung trägt zur Entwicklung des Brustkorbs bei ● macht die Muskeln in Hüft-, Oberschenkel- und Unterschenkelbereich elastisch ● lindert Rückenschmerzen ● bringt Erleichterung bei Menstruationsbeschwerden ● massiert die Unterleibsorgane und regt ihre Funktion an.

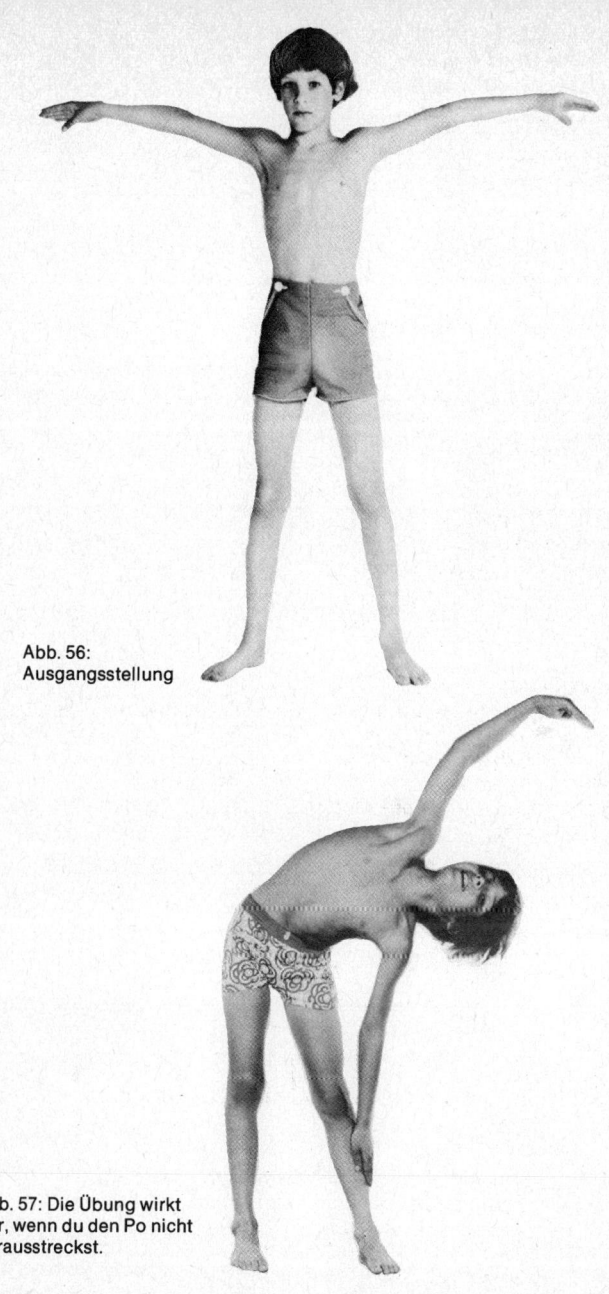

Abb. 56:
Ausgangsstellung

Abb. 57: Die Übung wirkt
nur, wenn du den Po nicht
herausstreckst.

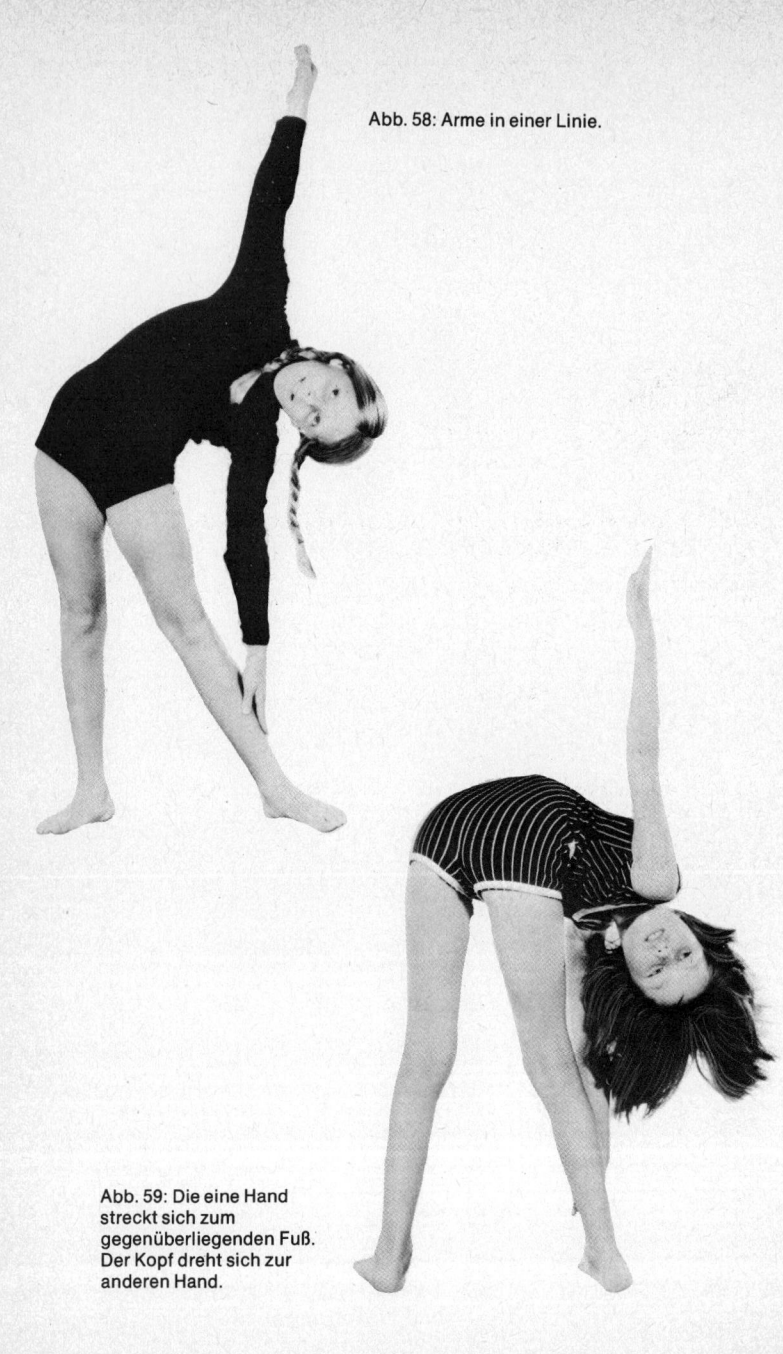

Abb. 58: Arme in einer Linie.

Abb. 59: Die eine Hand
streckt sich zum
gegenüberliegenden Fuß.
Der Kopf dreht sich zur
anderen Hand.

Mittelschwere Übungen zum Fithalten

- Fußgelenk zur Stirn-Streckung
- Bogen
- Krähe
- Knie- und Schenkel-Streckung
- Heuschrecke
- Lotos-Sitz
- Pflug
- Halbe Brücke
- Schulterstand (Kerze)
- Twist
- Held (Sitzender und Liegender Held)

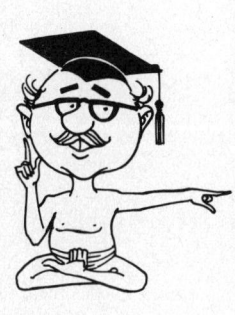

Jetzt geht's weiter, wenn du alle leichten Übungen bewältigt hast.

- Anfänger sollten sich nun auch an Abwandlungen heranwagen.
- Vergiß nicht, dich vor jeder Übung gut aufzuwärmen.

- Hast du auch immer nachgelesen, wofür jede Übung gut ist?

Fußgelenk zur Stirn-Streckung

Ausführung:
Stell dir vor, du wärst ein Affe, der sich mit seinem Fuß am Kopf kratzen will.
1. Setz dich mit ausgestreckten Beinen hin.
2. Knicke das rechte Bein ein und nimm den Fuß nahe an den Körper. Das rechte Knie fällt zur Seite.
3. Faß mit der rechten Hand fest die Ferse von unten her an.
4. Faß mit der linken Hand fest den Fußballen an (Abb. 60).
5. *Atme aus* und ziehe mit beiden Händen den Fuß so hoch es geht, möglichst bis zum Gesicht.
6. Dazu zieh das Fußgelenk so nah es geht an die Stirn (Abb. 61).
7. Bleibe 5 bis 30 Sekunden lang in dieser Stellung und atme dabei normal. *Atme* dann *aus* und entspanne dich.
8. Mach die Übung noch einmal mit dem anderen Fuß.
Abwandlung: Abb. 62.

Worauf es ankommt:
Beuge zuerst einmal den Rumpf vorwärts, damit Fußgelenk und Stirn zusammenkommen. Wenn du es schon besser kannst, bleibe bei der Übung möglichst aufrecht sitzen.
Halte das andere Bein bei der Übung gerade.
Versuche die Abwandlung erst, wenn du die Grundübung schaffst, also den Fuß bis zur Stirn bekommst.

Wofür die Übung gut ist:
Die Fußgelenk zur Stirn-Streckung streckt und kräftigt Schenkel und Hüftmuskulatur ● stärkt die Arme ● macht schlanke Hüften ● schmiert die Hüftgelenke ● massiert die Unterleibsorgane und fördert die Verdauung ● lindert Ischias-Beschwerden.

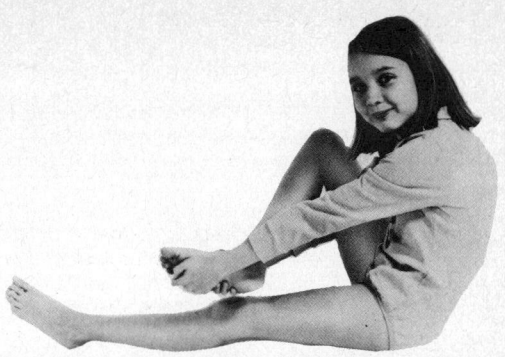

Abb. 60: Ausgangsstellung

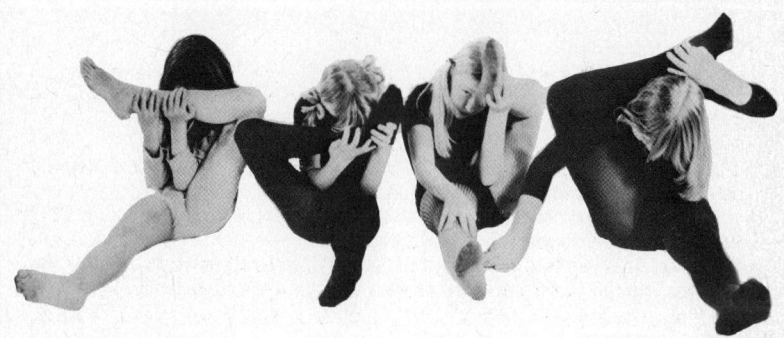

Abb. 61: Hoch das Bein!

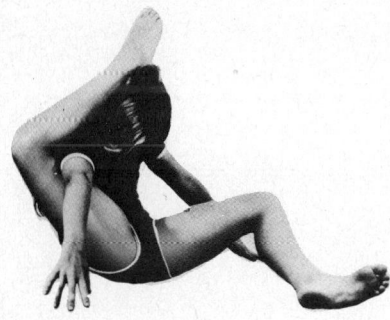

Abb. 62: Fußgelenk hinter
den Kopf.

Bogen

Ausführung:
Stell dir vor, du wärst ein Schießbogen, den Robin Hood spannt.

1. Leg dich auf den Bauch, die Hände neben dem Körper.
2. *Atme aus*, hebe die Unterschenkel an und ziehe die Füße an die Pobacken, so nah es geht.
3. Faß mit der einen Hand erst das eine Fußgelenk, dann mit der anderen das andere Fußgelenk an, wobei du zweimal durchatmest (Abb. 63).
4. *Atme aus*, heb die Knie vom Boden hoch, indem du die Knöchel von den Händen wegziehst. Die Hände halten zwar die Knöchel immer noch ganz fest, aber durch das Wegziehen gelingt es dir besser, die Knie vom Boden zu erheben als durch ein Herunterziehen.
5. Hebe gleichzeitig den Kopf (Abb. 64).
6. Bleibe zu Anfang 5 bis 10 Sekunden in dieser Stellung und versuche, die Zeit bis zu 30 Sekunden auszudehnen. Atme normal.
7. *Atme langsam aus*, entspanne dich und ruhe dich etwas aus.
8. Mach die Übung noch zweimal.

Abwandlungen: Abb. 65, 66, 67.

Worauf es ankommt:
Geh immer nur langsam in die Ausgangslage zurück.

Zieh die Knöchel »hoch und weg«, nicht herunter, um die steifen Knie vom Boden hochzubekommen.

Laß dich nicht wie ein Mehlsack hinfallen und laß dir bei der Übung Zeit. Geh schaukelnd mit den tiefen Atembewegungen mit – so vergeht die Zeit schneller.

Binde dir ein Tuch um die Knöchel und faß die Enden an, wenn du zu dick oder zu steif bist, um mit den Händen bis zu den Fußgelenken zu kommen.

Wofür die Übung gut ist:
Der Bogen lindert Bandscheiben-Beschwerden ● kräftigt die Bauch-, Arm-, Bein- und Rückenmuskeln ● entwickelt und festigt Brustmuskeln und Brust ● kräftigt die Wirbelsäule und macht sie gelenkig ● schafft einen schlanken Po und schmale Hüften ● fördert die Verdauung ● verbessert die Haltung.

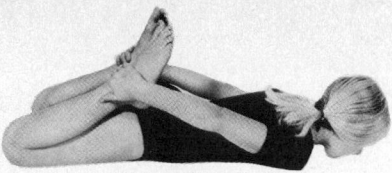

Abb. 63: Ausgangsstellung

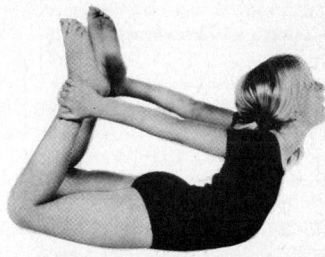

Abb. 64: Zieh dich an den Fußgelenken nach oben.

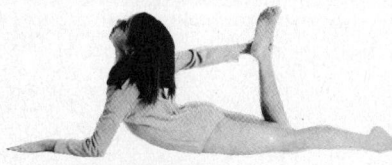

Abb. 65: Leichter Bogen mit einem Fuß – man nennt ihn auch Kobra-Bogen.

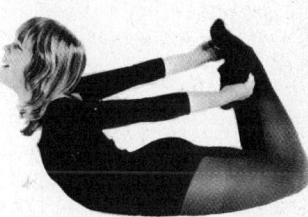

Abb. 66: Für Fortgeschrittene – die Füße sind gekreuzt.

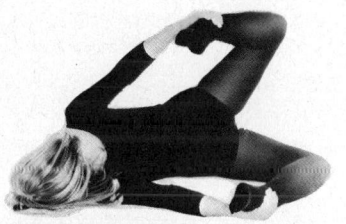

Abb. 67: Bogen nach der Seite – erst aufrichten, dann umkippen.

Krähe

Ausführung:
Stell dir vor, du wärst eine Krähe, die ihren Schnabel tief in eine Pfütze taucht.
1. Nimm die Füße etwas auseinander und gehe langsam in die Hockstellung.
2. Nimm die Arme zwischen die Knie, stütze dich auf die Hände und rolle die Füße nach vorn zu den Zehen ab, wobei du dich etwas vorbeugst.
3. Setze die Hände fest auf den Boden, etwas einwärts gekehrt und mit gespreizten Fingern, wobei die beiden Daumen etwa 15 Zentimeter voneinander entfernt sind.
4. Drücke jetzt die beiden Oberarme, die sich nach außen winkeln, fest gegen die Innenseite der Knie (Abb. 68).
5. Atme aus, beuge dich nach vorn, mit dem Gesicht nahe am Boden, und versuche, die Füße vom Boden wegzuheben, wobei du die Ellbogen kräftig gegen die Knie drückst.
6. Balanciere 5 bis 30 Sekunden lang auf den Händen, wobei du normal weiteratmest.
7. *Atme aus*, laß die Zehen wieder auf den Boden sinken und entspanne dich. Mach die Übung noch zweimal.
Abwandlung: Abb. 69.

Worauf es ankommt:
Damit du keine Angst bekommst, mit dem Gesicht auf den Boden zu fallen, lege ein weiches Kissen vor dich hin. Laß vorerst nur die Zehen des einen Fußes in der Luft schweben, damit du besser dein Gleichgewicht halten kannst.
Drücke die Oberarme direkt über den Ellbogen gegen die fleischige Innenseite der Knie.
Bevor du die Zehen anhebst, verlagere dein Gewicht auf die Hände und zieh das Hinterteil hoch. Das Gesicht senkt sich langsam zum Boden hin.
Denke daran, daß die Krähen-Übung eine Balancesache ist. Du brauchst nicht sehr geschickt zu sein, mußt dir aber etwas zutrauen.
Probiere die Übung zunächst mit dem Kopf auf den Boden gestellt (Abb. 70).

Wofür die Übung gut ist:
Die Krähe verhilft zu einem festen, schlanken Bauch ● stärkt das Gefühl für Gleichgewicht und Balancierfähigkeit ● kräftigt die Nackenpartie, ohne sie zu überanstrengen ● stärkt und entwickelt Brustmuskulatur und Brust ● verhilft zu kräftigen Armen und Handgelenken ● bereitet die Kopfstand-Übung vor.

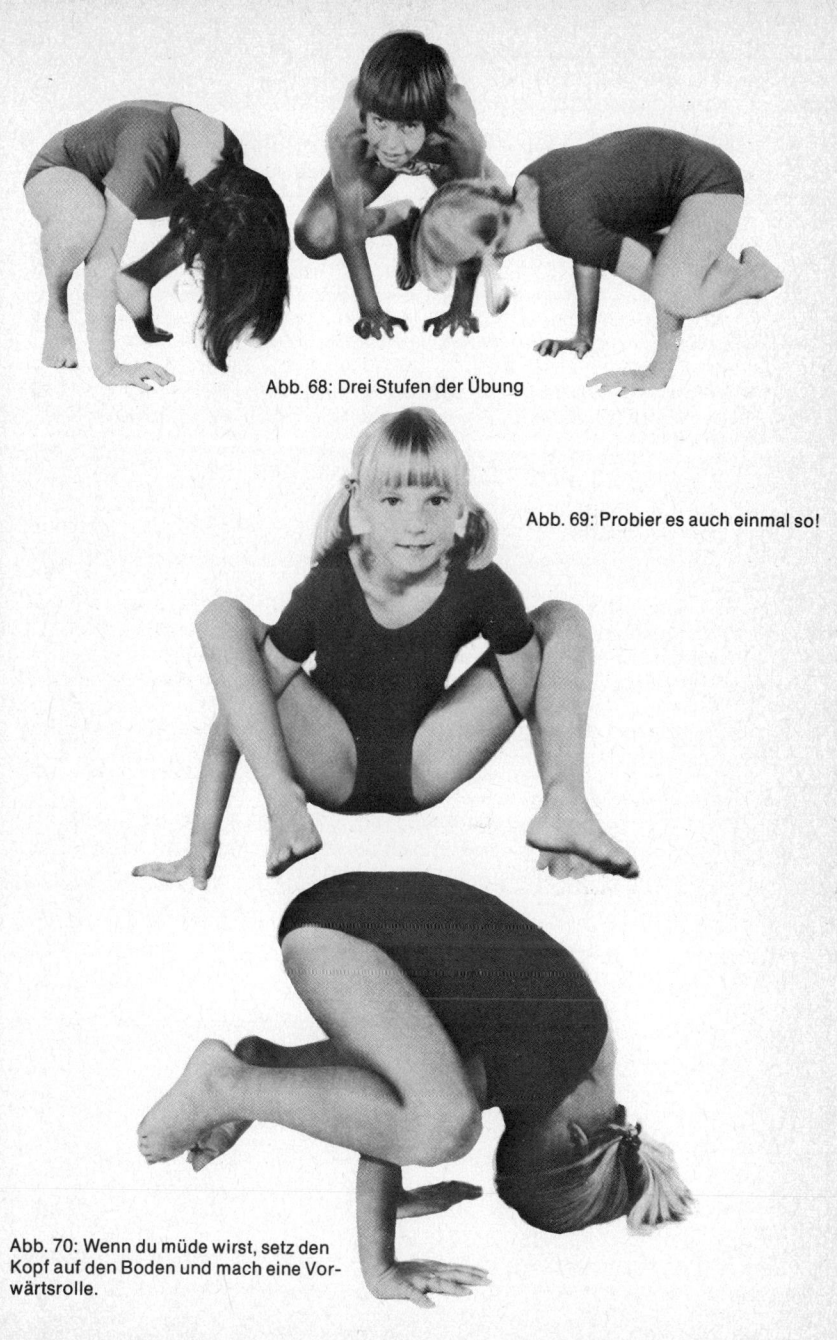

Abb. 68: Drei Stufen der Übung

Abb. 69: Probier es auch einmal so!

Abb. 70: Wenn du müde wirst, setz den Kopf auf den Boden und mach eine Vorwärtsrolle.

Knie- und Schenkel-Streckung

Ausführung:
Stell dir vor, daß du im Schneidersitz auf einem Zauberteppich fliegst.
1. Setz dich mit geradem Rücken und ausgestreckten Beinen auf den Fußboden.
2. Knicke die Knie nach den Seiten ein und lege die Fußsohlen aneinander (Abb. 71).
3. Faß die Zehen fest an und ziehe mit beiden Händen die Füße möglichst nahe zum Körper hin.
4. Ziehe jetzt aus Leibeskräften die Oberschenkel auseinander und versuche, die Knie bis zum Boden zu drücken, indem du an den Fußzehen nach oben ziehst (Abb. 72). Halte dabei Arme und Rücken möglichst gerade.
5. Bleib in dieser Stellung 5 bis 30 Sekunden lang oder solange du kannst. Wichtig ist, ganz normal weiterzuatmen.
6. Entspanne dich, strecke die Beine aus oder schüttle sie, wenn dir das wohltut.
7. Mach die Übung noch zweimal oder sogar viermal, wenn du etwas Gutes für deine Gesundheit tun willst oder wenn dir deine schlappen Oberschenkel nicht gefallen.

Worauf es ankommt:
Faß die Zehen ganz fest an, damit du nicht abrutschen kannst. Halte den Rücken gerade.
Drücke nicht gewaltsam mit den Händen die Knie herunter. Wenn du dich bemühst, kommen sie auch ohne Hilfestellung nach unten. Ärgere dich nicht, wenn die Knie zu Anfang noch wie Felsspitzen in die Höhe ragen. Wenn du die Übung oft machst, kommen sie jedes Mal ein wenig tiefer herab, bis sie dann ganz auf dem Boden liegen (Abwandlung Abb. 73).
Versuche, deinen Körper ganz zu entspannen, auch während du die Übung machst.

Wofür die Übung gut ist:
Die Knie- und Schenkel-Streckung verhilft zu schlanken, festen Innenschenkeln • macht müde Beine springlebendig • reguliert die Periode und die Funktion der Eierstöcke • fördert die Blasenfunktion • lindert Ischias-Beschwerden.

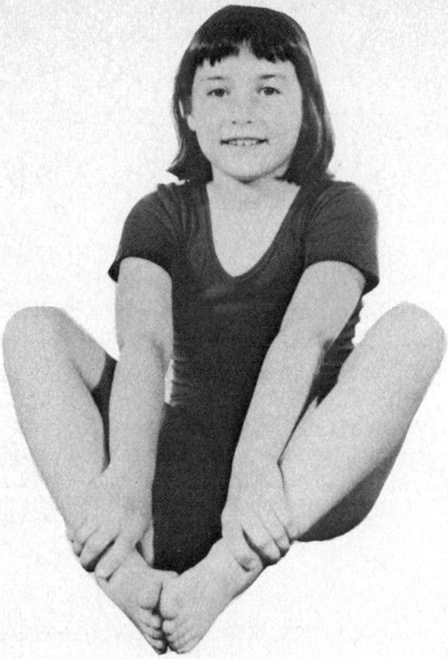

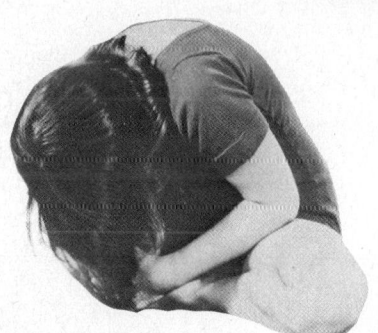

Abb. 71: Zehen aneinander legen.

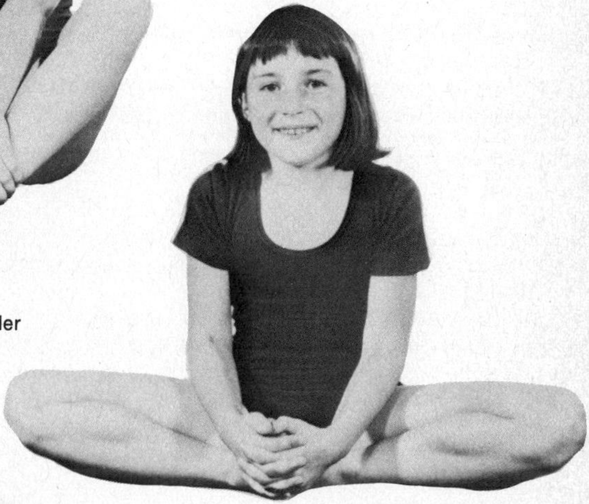

Abb. 72: Zieh die Fersen möglichst nah an den Körper.

Abb. 73: Zieh an den Zehen – so kommen die Knie an den Boden.

Heuschrecke (Boot)

Ausführung:
Stell dir vor, du wärst eine Heuschrecke, die bei einem großen Sprung ihre Hinterbeine hochwirft.

1. Leg dich ganz flach auf den Bauch, die Arme neben dem Körper, die Handflächen nach oben.
2. Hebe den Kopf an und stütze das Kinn gegen den Boden.
3. Balle die Hände und schieb sie unter die Schenkel in die Leistengegend.
4. Die halbe Heuschrecke: Wenn du noch Anfänger bist – hebe jetzt nur ein Bein, so hoch es geht.
5. Mach das gleiche mit dem anderen Bein.
6. Für Fortgeschrittene: *Atme ein*, spann die Arme an, drücke die Fäuste gegen den Boden und versuche, beide Beine hinten hochzubringen (Abb. 76).
7. Bleibe in dieser Stellung 5 bis 10 Sekunden lang und halte dabei den Atem an.
8. *Atme aus*, laß die Beine langsam herunter und entspanne dich. Ruhe dich eine Weile aus.

Abwandlung: Das Boot, Abb. 74.

Worauf es ankommt:
Um einen schwachen Rücken zu kräftigen, mach einige Wochen lang nur die »halbe« Heuschrecken-Übung (Abb. 75).

Wenn du die »ganze« Heuschrecken-Übung machst, atme zuvor gut ein und konzentriere dich ganz auf deine Arme und Beine. Drücke das Kinn ganz fest auf den Boden.

Versuche, deine Knie möglichst durchzudrücken.

Mach die Übung nicht mit Schwung, sondern mit Kraftanstrengung. Es ist nicht wichtig, daß du die Beine ganz hochbringst. Stütze dich fest auf die Arme, dann bringst du die Beine besser hoch.

Laß die Beine langsam herab, dann ist die Wirkung um so größer.

Laß dich nicht zur Seite rollen und stütze dich nicht auf die Knie, um die Beine hochzubekommen.

Wofür die Übung gut ist:
Die Heuschrecke oder das Boot strafft die Hinterbacken ● schafft schlanke, aber kräftige Hüften ● verhilft zu einem festen, flachen Bauch ● lindert Beschwerden in der Kreuz- und Lendengegend ● hilft bei Bandscheibenschäden ● fördert die Verdauung ● wirkt sich günstig auf Blase und Geschlechtsdrüsen aus.

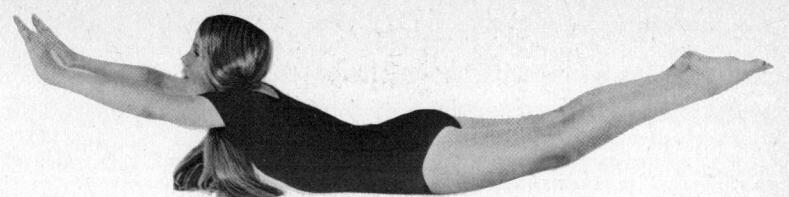

Abb. 74: Das Boot. Arme und Beine werden hochgestreckt.

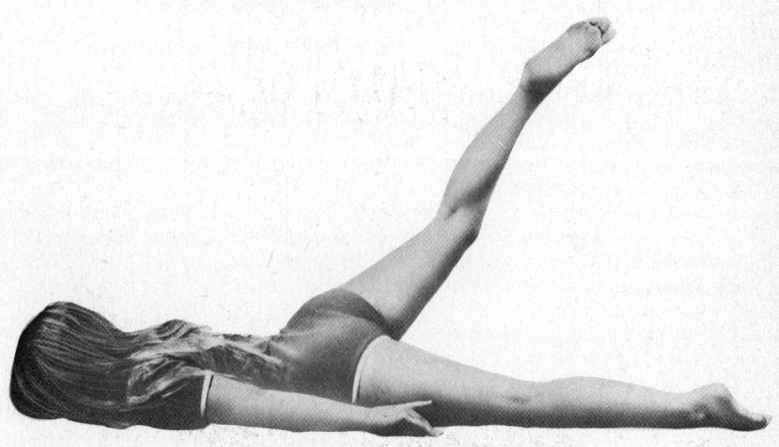

Abb. 75: Halbe Heuschrecken-Übung für Anfänger

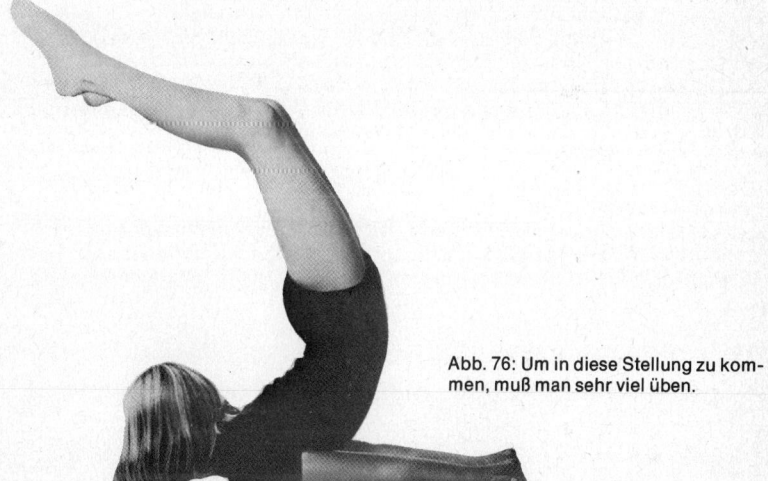

Abb. 76: Um in diese Stellung zu kommen, muß man sehr viel üben.

Lotos-Sitz

Ausführung:
Stell dir vor, du wärst ein indischer Guru, der den Frieden beschwört.
1. Setz dich mit ausgestreckten, weit gespreizten Beinen hin.
2. Drücke die rechte Fußsohle gegen die Innenseite des linken Oberschenkels. Das rechte Knie ruht dabei auf dem Boden.
3. Beuge das linke Knie und hebe den linken Fuß ganz behutsam auf den rechten.
4. Verschiebe den Fuß nun etwas, so daß die Fersen zwar noch aufeinander, aber doch etwas nebeneinander liegen (Abb. 77).
5. Halte den Rücken aufrecht und versuche, die Knie auf den Boden zu drücken, so tief es geht.
6. Bleibe in dieser Stellung, bis sie dir unbequem wird.
7. Mach die Übung noch einmal, beginnend mit dem anderen Bein.

Abwandlungen:
Halber Lotos-Sitz
1. Schritt 1 und 2 wie oben.
2. Beuge das linke Knie und faß den linken Fuß an der Außenseite mit beiden Händen fest an. Ziehe ihn langsam auf den rechten Oberschenkel, möglichst hoch und recht nah an die Leistengegend heran.
3. Setz dich gerade hin und entspanne dich (Abb. 78).

Perfekter Lotos-Sitz
1. Schritt 1 bis 3, wie beim Halben Lotos-Sitz.
4. Hebe jetzt das linke Knie etwas an und laß den rechten Fuß herausgleiten.
5. Faß den rechten Fuß an der Außenseite mit beiden Händen fest an. Ziehe ihn langsam auf den linken Oberschenkel, möglichst nah an die Leistengegend heran.
6. Setz dich gerade hin und entspanne dich (Abb. 79).

Worauf es ankommt:
Ziehe die Füße nicht so hoch, daß dir der Sitz unbequem wird.
Laß dir bei der Übung Zeit und hab Geduld, wenn sie dir nicht gleich gelingt. Manche Leute schaffen den Lotos-Sitz auf Anhieb; andere wieder brauchen ein ganzes Jahr, bis er ihnen gelingt.
Mach keine hastigen Bewegungen, um die Kniemuskulatur nicht zu zerren.
Probiere die Übung immer wieder, allein schon das richtige Sitzen trainiert den Körper.

Wofür die Übung gut ist:
Der Lotos-Sitz streckt die Beine und den unteren Teil des Rückens und macht diese Körperteile elastisch ● entspannt den ganzen Körper ● ist eine ideale Haltung für längeres Sitzen ● wirkt sich günstig auf Blase und Harnwege aus.

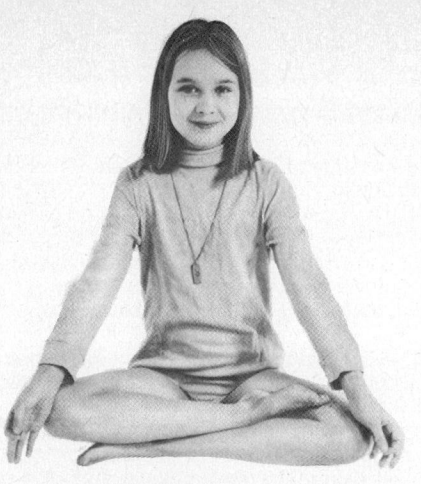

Abb. 77: Perfekte Haltung:
eine sehr bequeme Sitzweise.

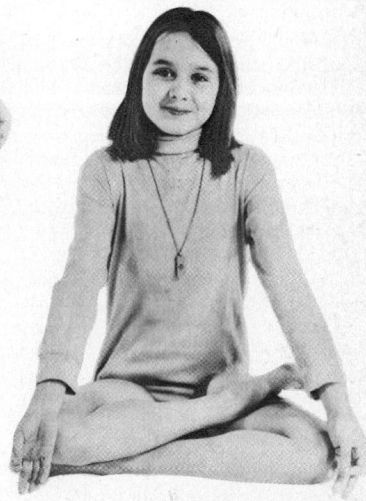

Abb. 78: Halber Lotos-Sitz. Diese Stellung
reicht für Anfänger und nur wenig Geübte
aus.

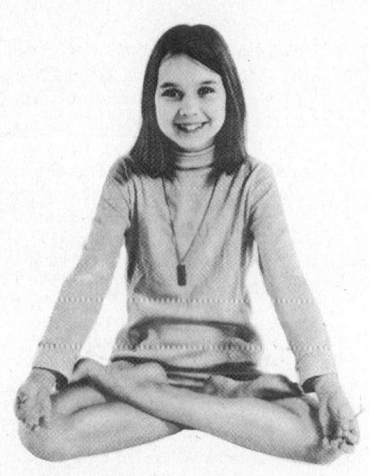

Abb. 79: Perfekter Lotos-Sitz.
Richtige Haltung für die Meditation.

Pflug

Ausführung:
Stell dir vor, du wärst ein Pflug, und der Bauer zöge dich an den Griffen (deinen Beinen) durch den Acker.
1. Lege dich mit ausgestreckten Beinen auf den Rücken, Arme gestreckt neben dem Körper, die Handflächen nach unten.
2. *Atme aus* und hebe langsam die Beine hoch, indem du die Schenkelmuskeln und den Bauch anspannst und den Rücken fest gegen den Boden drückst.
3. *Atme aus*, mache eine hohle Hand und drücke mit den Fingerspitzen fest auf den Boden. Hebe jetzt den Po und unteren Rücken an. Wenn du noch Anfänger bist, kannst du die Knie beim Hochheben einknicken. Atme zweimal gut durch (Abb. 80).
4. Zieh die Beine weit über den Kopf nach hinten und versuche, mit den Zehenspitzen den Boden zu berühren. Die Taille wird dabei eingeknickt. Versuche, die Knie bei der Übung durchzudrücken (Abb. 82).
5. Strecke die Zehen so weit wie möglich vom Körper weg.
6. Bleibe in dieser Stellung, bis sie dir unbequem wird, möglichst eine Minute, auch wenn du es nicht geschafft hast, deine Füße bis zum Boden zu bringen.
7. Atme normal durch.
8. Laß dich langsam in die Ausgangsstellung zurückgleiten. Du kannst dabei die Knie einknicken. Strecke aber die Beine aus, wenn du auf halbem Wege bist.
Abwandlungen: Abb. 81 und 83.

Worauf es ankommt:
Ärgere dich nicht, wenn du zu Anfang dein Hinterteil nur ein paar Zentimeter über den Boden heben kannst. Das macht nichts, beim nächsten Mal geht es schon besser. Wenn du mehrmals eine Weile in der Stellung mit den Beinen über dem Kopf bleibst, kräftigst du die Muskeln für die richtige Ausführung der Übung. Halte die Knie möglichst immer durchgedrückt.

Halte den Kopf gegen den Boden gedrückt, während du die Beine wieder herunterbringst. Atme normal durch. Wenn du einige Zeit geübt hast, wird dir auch das Atmen leichter fallen.

Wenn du leicht aus der Puste kommst, dann laß deine Füße auf einem Hocker ruhen, den du hinter deinen Kopf gestellt hast.

Wofür die Übung gut ist:
Der Pflug macht die Wirbelsäule geschmeidig • regt die Schilddrüse an und reguliert das Gewicht • kräftigt und festigt die Bauchmuskeln • verhilft zu einer schlanken und beweglichen Taille und Hüfte • macht munter und schaffensfroh • kräftigt den Nacken • massiert die Bauchorgane wie Leber, Milz, Bauchspeicheldrüse und Nieren • fördert den Blutkreislauf • gibt den Nerven neue Spannkraft • lindert tiefsitzende Spannungen und Kopfschmerzen.

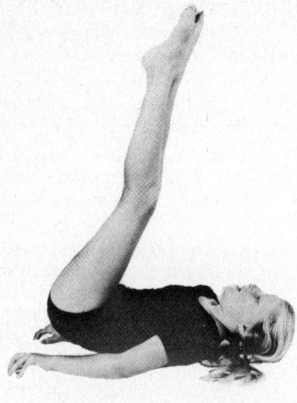

Abb. 80: Ausgangsstellung: Mit den Händen stützt man sich fest ab.

Abb. 81: Dreh die Handgelenke nach innen, bis die Daumen auf dem Boden liegen.

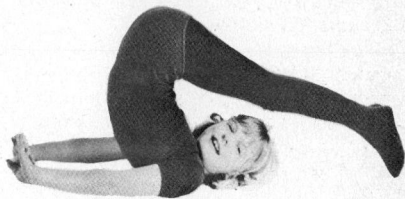

Abb. 82: Die richtige Pflug-Stellung. Die Zehen sind nach hinten ausgestreckt.

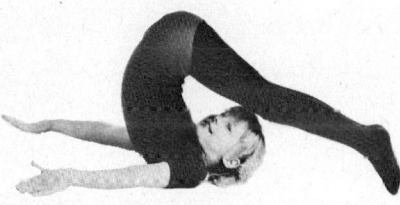

Abb. 83: Die Finger weisen zu den Schultern hin. Stütz dich ab und mach eine Rückwärtsrolle.

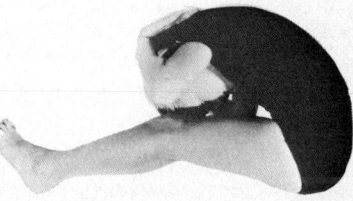

Halbe Brücke

Ausführung:
Stell dir vor, du wärst ein Bahnübergang.
1. Lege dich auf den Rücken, winkle die Knie an und laß die Fußsohlen flach auf dem Boden. Die Arme liegen ausgestreckt neben dem Körper.
2. Zieh die Füße nah an den Körper heran, ohne die Beine anzustrengen.
3. Atme aus und kippe das Becken nach oben, wobei du mit der Rückenmitte gegen den Boden drückst. Das Becken wird aber *nicht* hochgehoben, nur etwas angeschoben.
4. Bleibe in dieser Stellung, *atme aus* und laß das Becken wieder sinken. Mach das noch einmal.
5. *Atme jetzt ein* und drücke Hinterteil und Unterkörper so hoch du kannst nach oben (Abb. 84).
6. Verlagere das Gewicht auf die Schultern, halte die Arme locker und atme normal weiter.
7. Bleibe 5 bis 30 Sekunden lang in dieser Stellung. Atme aus und entspanne dich langsam, indem du Wirbel um Wirbel nach unten abrollst. Mach die Übung noch drei- oder viermal.

Abwandlung 1:
1. Schritt 1 bis 6 wie oben.
2. Strecke jetzt ein Bein nach vorn und bleibe in dieser Stellung (Abb. 85). Entspanne dich dann.

Abwandlung 2:
1. Schritt 1 bis 6 wie oben.
2. Stell die Füße jetzt auf die Zehenspitzen und zieh sie zum Hinterteil. Bleibe in dieser Stellung und entspanne dich.

Worauf es ankommt:
Bei den Schritten 1 bis 4 sollst du nur das Becken anschieben, nicht hochheben. Die Pobacken kommen nicht ganz vom Boden hoch, ähnlich als wenn du sie zusammenkneifen würdest.
Laß das Gewicht nicht auf den Armen ruhen. Verlagere es statt dessen auf die Schultern und entspanne die Arme weitgehend.
Freu dich über das herrliche Streckungsgefühl in den Oberschenkeln.

Wofür die Übung gut ist:
Die halbe Brücke hilft bei Menstruationsbeschwerden ● trainiert und festigt Hüften, Po und Beine ● kräftigt das Kreuz ● lindert Rückenschmerzen.

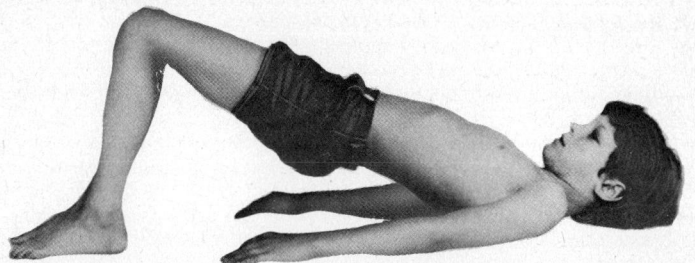

Abb. 84: Heb das Becken möglichst hoch.

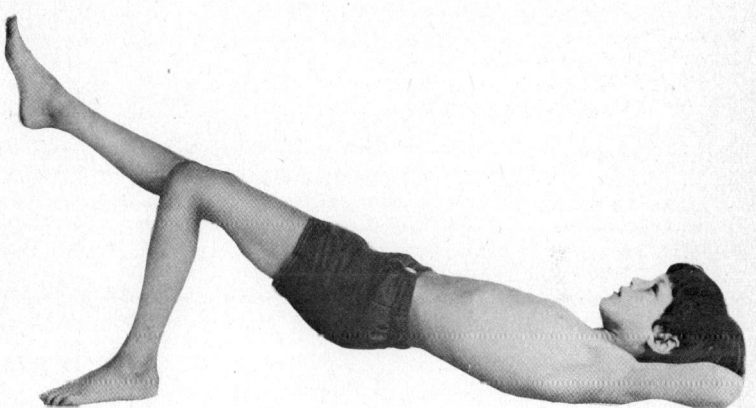

Abb. 85: Streck ein Bein weit vor.

Schulterstand (Kerze)

Ausführung:
Stell dir vor, du wärst eine Kerze, und aus deinen Zehen züngelten Flammen.

1. Lege dich auf den Rücken. Die Beine sind ausgestreckt und die Arme liegen mit den Handflächen nach unten neben dem Körper.
2. *Atme aus*, spanne die Bauch- und Beinmuskeln an und hebe langsam die Beine hoch, bis die Füße zur Decke zeigen.
3. Mach die Hände hohl und presse die Fingerspitzen auf den Boden. Atme zweimal durch.
4. *Atme aus*, drücke das Hinterteil und den unteren Rücken hoch und stütze dich mit beiden Händen an der Taille ab, die Daumen zum Bauch hin gedreht. Die Ellbogen dürfen *nicht* zur Seite gestellt werden. Jetzt hast du den »halben« Schulterstand geschafft (Abb. 86).
5. Strecke die Beine in die Höhe und ziehe dabei den Po möglichst weit ein.
6. Wenn du das Gleichgewicht gut halten kannst, dann stütze den Rücken mehr in der Rippengegend ab (Abb. 87).
7. Strecke die Beine noch mehr aus und zeige mit den Zehenspitzen an die Decke. Wenn du Anfänger bist, dann bleibe 10 bis 60 Sekunden in dieser Stellung und verlängere nach und nach diese Zeit bis zu 3 Minuten. Atme normal durch.
8. Wenn du gemerkt hast, daß du im Gleichgewicht bleibst, dann probiere ein paar Abwandlungen mit anderen Bewegungen der Füße und Hände (Abb. 88 bis 94).

Worauf es ankommt:
Zieh die Pobacken ein, damit die Figur kerzengerade aussieht. Streck die Zehen der Decke entgegen.

Mach dir keine Gedanken, wenn du nach den ersten Malen etwas benommen bist. Das ist ganz normal, denn die Adern erweitern sich plötzlich durch die Blutzufuhr zum Kopf. (Nur für Mädchen: Umgekehrte Körperhaltungen wie der Schulterstand sollten während der Menstruationszeit besser nicht geübt werden.)

Habe Geduld, wenn dir die Übung nicht gleich gelingt. Die Hauptsache ist, daß du die Beine überhaupt hoch bekommst, auch wenn du zunächst nur den »halben« Schulterstand schaffst. Das ist besser als ein schlecht ausgeführter »voller« Schulterstand.

Wofür die Übung gut ist:
Der Schulterstand hilft gegen die meisten körperlichen Beschwerden ● fördert die Durchblutung wichtiger Körperteile, wie des Gehirns, der Wirbelsäule und der Beckengegend, die wegen unserer aufrechten Haltung nicht genug frisches, mit Sauerstoff angereichertes Blut erhalten ● drückt das Kinn gegen die Schilddrüse, die dadurch angeregt wird und auf den Abbau überflüssigen Fettes hinwirkt ● gibt dem Zentralnervensystem neue Spannkraft, baut Streßerscheinungen und Schlaflosigkeit ab und schafft ein Gefühl der Jugendfrische ● regt die Funktion der Hormondrüsen an ● vermindert den Druck auf die Bauchorgane durch die umgekehrte Körperhaltung, fördert dadurch die Verdauung, befreit den Körper von Giftstoffen und schafft erhöhte Leistungsfähigkeit ● hilft gegen Beschwerden beim Wasserlassen und bei der Menstruation, auch gegen Hämorrhoiden, Krampfadern und Beinschmerzen ● gibt blutarmen und energielo-

sen Menschen neue Kraft ● entspannt den ganzen Körper ● strafft das Rückgrat ● kräftigt und festigt die Muskulatur des Rückens, der Beine, des Nackens und des Bauches.

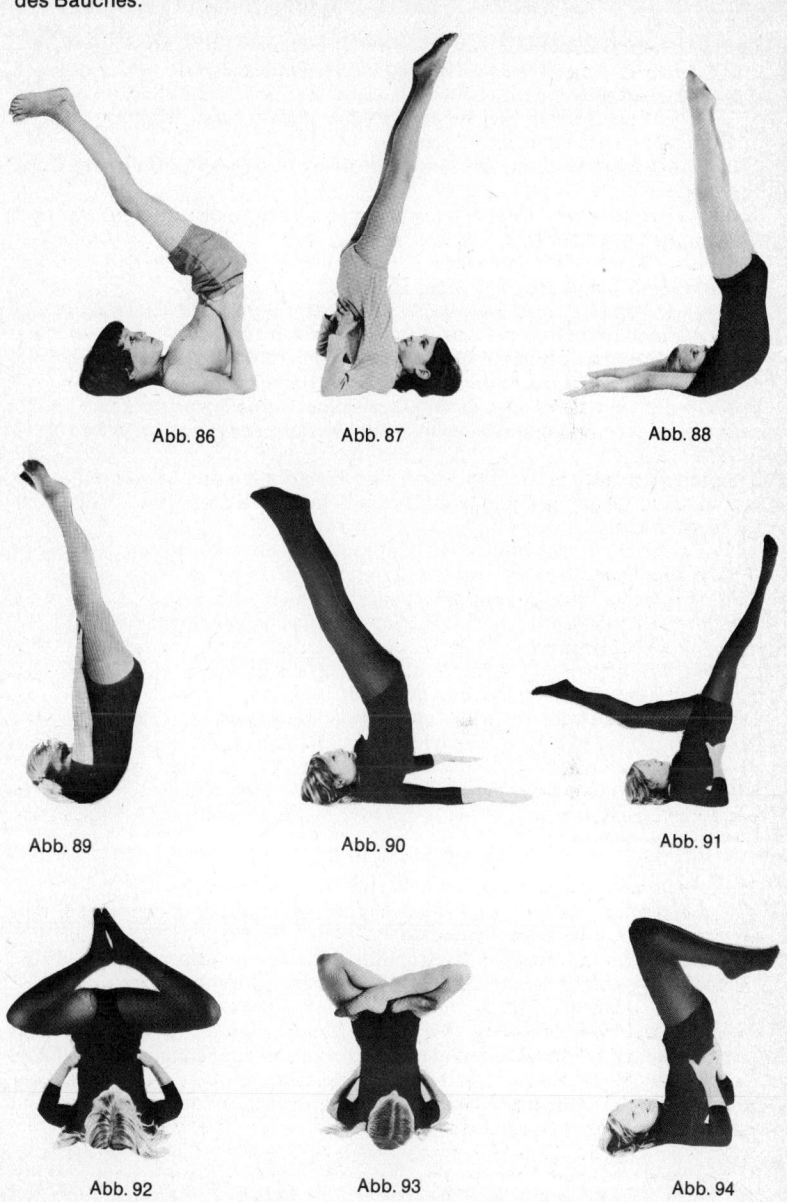

Abb. 86

Abb. 87

Abb. 88

Abb. 89

Abb. 90

Abb. 91

Abb. 92

Abb. 93

Abb. 94

Twist

Ausführung:
Stell dir vor, du wolltest dein Hündchen das Twisten lehren.
1. Setz dich mit ausgestreckten Beinen auf den Boden.
2. Nimm die Beine auseinander und stelle die rechte Fußsohle gegen den linken Oberschenkel. Die Außenseite des rechten Knies wird fest auf den Boden gedrückt (Abb. 95).
3. Beuge dein linkes Knie hoch und führe den linken Fuß über das rechte Knie hinweg.
4. Versuche die linke Fußsohle fest auf den Boden zu setzen und den Fuß dabei recht weit nach hinten zu ziehen.
5. Verlagere das Körpergewicht nach vorn und stütze dich dabei mit beiden Händen ab, damit du später nicht umkippst.
6. Laß die linke Hand als Stütze hinter dir auf dem Boden, nimm jetzt die rechte Hand hoch und führe sie zwischen Brust und linkem Knie nach links (Abb. 96). (Du mußt dir bei der Übung merken, welches Knie hochsteht, denn nach dieser Seite werden auch immer beide Hände geführt.)
7. *Atme aus* und drehe jetzt deinen Oberkörper so nach vorn, daß die rechte Schulter an das hochgestellte linke Knie anstößt. Atme zweimal durch (Abb. 96).
8. Mach jetzt mit der rechten Hand eine Faust, *atme aus* und bewege den durchgedrückten rechten Arm über das rechte, auf dem Boden liegende Knie (Abb. 97).
9. Versuche auch nach den Zehen oder Knöcheln des linken Fußes zu greifen. Als Anfänger wird dir das bestimmt noch schwerfallen, und deshalb genügt es vorerst, wenn du das rechte Knie gut festhältst (Abb. 97).
10. Dreh dich noch weiter nach links, wobei man sich mit dem rechten Arm am linken Bein abstützt.
11. *Atme aus*, knicke den linken Arm ein, nimm die Hand hoch und bringe den Handrücken hinter den Rücken (Abb. 98).
12. Dreh auch den Kopf nach links und blicke nach dieser Seite (Abb. 99).
13. Bleibe 10 bis 30 Sekunden lang in dieser Stellung.
14. Geh langsam in die Ausgangsstellung zurück.
15. Mach die Übung noch einmal nach der anderen Seite hin.

Worauf es ankommt:
Verlagere dein Gewicht bei der Übung nach vorn.
Beuge nicht den Arm, wenn du ihn über das Knie hinwegziehst.
Bringe deine Schulter oder den Oberarm zum Knie hin, damit du mit dem Arm weiter um das Knie reichen kannst.
Diese Übung wird dir zu Anfang bestimmt »verdreht« vorkommen. Wenn du dir die Abbildungen aber genau ansiehst, wirst du sie bald beherrschen.

Wofür die Übung gut ist:
Der Twist kräftigt die Muskeln und festigt die ganze Figur ● lockert die Wirbelsäule, was sich auch auf das Nervensystem heilsam auswirkt ● schafft gelenkige Hüften ● verhilft zu einer festen, schlanken Taille ● bringt die Wirbel in die richtige Lage und entspannt.

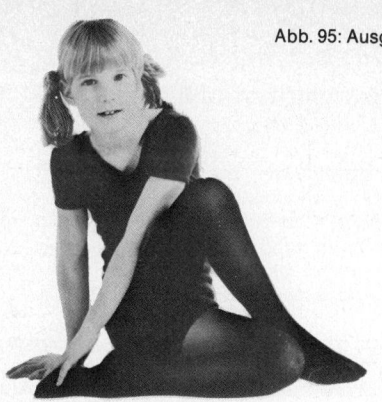

Abb. 95: Ausgangsstellung

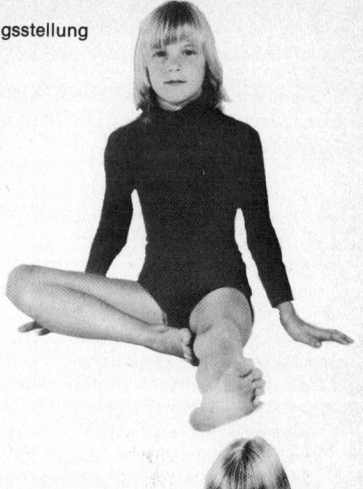

Abb. 96: Wenn das linke
Knie angehoben wird, dann
kommen auch beide Arme
nach links.

Abb. 97: Eine Twist-Stellung,
wie sie auch die Kleinen
schaffen.

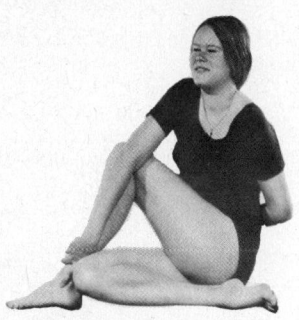

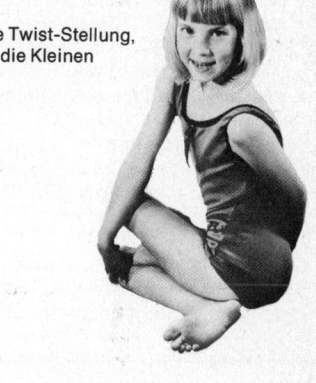

Abb. 98: Perfekte Twist-
Stellung mit der Hand hinter
dem Rücken.

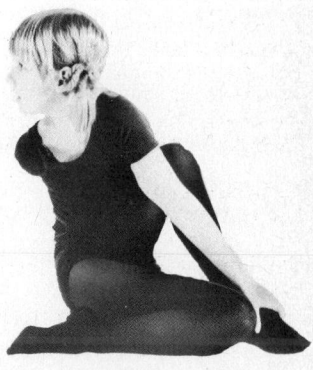

Abb. 99: Halte den Fuß des
angehobenen Beines recht
weit nach hinten.

Held (Sitzender und Liegender Held)

Ausführung:
Stell dir vor, du wärst ein Ritter in schwerer Rüstung, der sich in einer Kampfespause verschnaufen will.

Sitzender Held
1. Knie dich aufrecht hin. Die Knie sind geschlossen, die Fußrücken liegen auf dem Boden, etwa eine Körperbreite voneinander entfernt (Abb. 100).
2. Laß den Körper ganz langsam herabgleiten, bis du zwischen den Füßen sitzt. Du solltest dich dabei anfangs auch mit den Händen abstützen.
3. Mach einen geraden Rücken. Die Fußspitzen zeigen weiter nach hinten (Abb. 101). Eine Abwandlung für Fortgeschrittene zeigt Abb. 103.

Liegender Held
1. *Atme jetzt aus*, lehne dich zurück und stütze die Ellbogen auf den Boden, einen nach dem anderen.
2. Laß den Kopf nach hinten hängen, strecke langsam die Arme und verlagere das Gewicht zum Kopf hin. Du kannst dabei auch an die Knöchel fassen.
3. Wenn du die Übung schon besser kannst, wirst du den Hinterkopf bis zum Boden senken können. Dein Oberkörper ruht dann auf den Schultern.
4. Strecke die Arme hinter dem Kopf aus und laß sie auf dem Boden ruhen. Bleibe bis zu 10 Sekunden in dieser Stellung und atme dabei tief durch (Abb. 102). Nur für Fortgeschrittene!
5. *Atme aus*, faß die Knöchel fest an, drück die Ellbogen gegen den Boden und setz dich auf. Entspanne dich. Abwandlung Abb. 103

Worauf es ankommt:
Entspanne dich vollkommen in dieser Stellung. Nach einiger Zeit wirst du merken, daß du dich sogar dabei herrlich ausruhen kannst. Damit du die Übung besser schaffst, kannst du zu Anfang die Knie auch auseinanderhalten.
Du kannst die Hände auch neben die Schenkel auf den Boden legen, wenn du das Ausstrecken über den Kopf zu schwierig findest.
Gib nicht gleich auf, wenn dir das Sitzen zwischen den Füßen schwerfällt. Lege dann die Füße übereinander und setz dich darauf. Versuche dann, beim Üben die Füße immer weiter auseinanderzubringen.
Probiere die Übung »Liegender Held« erst dann, wenn du als »Sitzender Held« bequem sitzen kannst.

Wofür die Übung gut ist:
Der Held streckt Schenkel und Waden und macht sie schlank • macht müde Beine wieder munter, wenn man es bis 10 Minuten aushält • lindert Plattfuß-Beschwerden • erleichtert das Atmen bei Asthmatikern • bringt Erleichterung bei rheumatischen Beschwerden in den Knien und Füßen • hält die Geschlechtsorgane gesund • strafft die Bauch- und Beckengegend und macht sie elastisch.

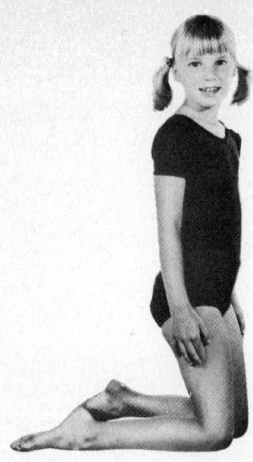

Abb. 100: Ausgangsstellung

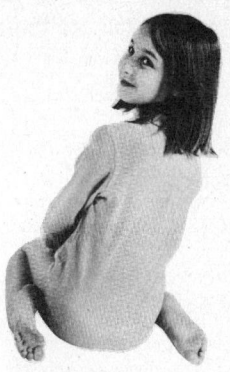

Abb. 101: Sitzender Held

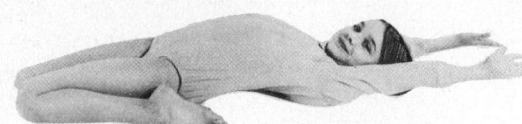

Abb. 102: Liegender Held

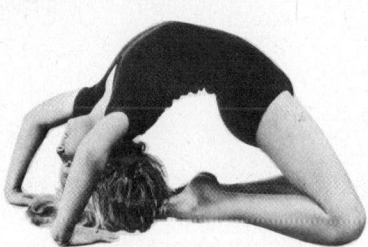

Abb. 103: Nur für Fortgeschrittene: rückwärts den Kopf an die Zehen.

Hatha Yoga – Fithalteübungen für Fortgeschrittene

■ Kopfstand: Vorübung und Ausführung
■ Beinspreizung
■ Pfau
■ Spinne
■ Schildkröte
■ Brücke

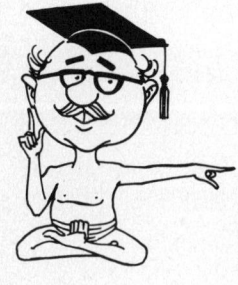

■ Probiere diese Übungen erst, nachdem du dich mit anderen angewärmt hast, und wenn du die mittelschweren Übungen schon beherrschst.
■ Die Abwandlungen sind nur für Fortgeschrittene bestimmt.
■ Sie müssen auch ganz langsam und vorsichtig geübt werden.

■ Machst du auch regelmäßig Eintragungen in deinen persönlichen Yoga-Übungsplan?

Kopfstand: Vorübung und Ausführung

Ausführung:
Stell dir vor, du wärst ein Klammeraffe, der sich an seinen Hinterbeinen durch die Bäume hangelt.

Vorübung zum Kopfstand

1. Achte darauf, daß du eine richtige Unterlage für den Kopf hast: einen weichen Teppich oder eine vierfach zusammengelegte Decke.
2. Knie dich auf den Teppich oder vor die Decke hin. Steck die Füße unter die Pobacken.
3. Lege jetzt die gefalteten Hände mit der äußeren Kante auf die Decke, nachdem du vorher die Ellbogen eine Schulterbreite voneinander entfernt aufgestützt hast.
4. Kümmere dich im Moment nicht weiter um die Hände und konzentriere dich ganz auf deinen Kopf. Setz ihn fest auf den Boden auf, bis der ganze Scheitel auf der Decke liegt.
5. Ziehe jetzt die gefalteten Hände über den Boden, bis sie fest am Hinterkopf anliegen, die kleinen Finger unter die Kopfwölbung.
6. Stell dich auf die Zehenspitzen, drücke die Knie durch, so daß dein Hinterteil nach oben zeigt, und tripple auf den Zehen zum Kopf hin. Halte den Rücken dabei gerade (Abb. 104).
7. Wenn die Zehen nicht mehr weiterkönnen, bleibe in dieser Stellung, bis sie dir unbequem wird, atme normal und tripple dann wieder zurück. Der Anlauf zum Kopfstand sollte mit einer Entspannungsübung wie »Zusammengerolltes Blatt« beendet werden.

Ausführung des Kopfstandes

8. Wenn du die Vorübung zum Kopfstand so weit beherrschst, daß sich die Zehen leicht vom Boden abheben, kannst du die Übung weiterführen. Zieh jetzt die Knie an den Körper, beuge sie und drücke die Fersen zum Po. *Atme aus* (Abb. 105) und
9. balanciere in dieser Stellung, bis du dich sicher fühlst und *langsam* die Beine hochstrecken kannst.
10. Zieh die Pobacken zusammen und versuche, den Körper in kerzengerader Haltung auszubalancieren (Abb. 106).
11. Bleibe in dieser Stellung anfänglich 10 Sekunden und steigere die Zeit bis zu 5 Minuten. Du wirst selbst am besten merken, wieviel Zeit du jedesmal zugeben kannst. Vielleicht eine Minute mehr jede Woche?
12. Laß die Beine langsam wieder auf den Boden herunter, indem du zuerst die Knie beugst und dann die Füße auf die Spitzen stellst, also in umgekehrter Reihenfolge wie zu Beginn des Kopfstandes.
13. Wenn du es geschafft hast, eine Minute lang im Kopfstand zu bleiben, dann kannst du auch ein paar Variationen mit den Beinen und mit den Händen probieren (Abb. 108–112).

Worauf es ankommt:
Leg die Ringe ab und falte die Hände ganz fest, damit du einen sicheren Halt hast und nicht abrutschen kannst.

Achte darauf, daß die Ellbogen nicht zu weit auseinander- oder zu nah an den Kopf heranrutschen. Am besten stehen sie schulterbreit auseinander, dann bilden sie auch mit dem Kopf zusammen einen richtigen Dreifuß.

Setze den Kopf genau mit der oberen Rundung, also dem Scheitel, auf den

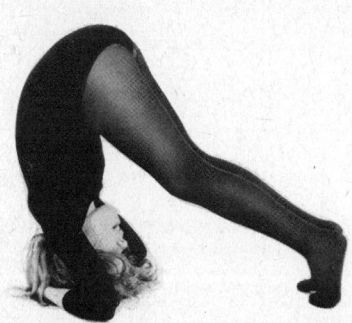

Abb. 104: Tripple zum Kopf hin. Die Knie bleiben durchgedrückt.

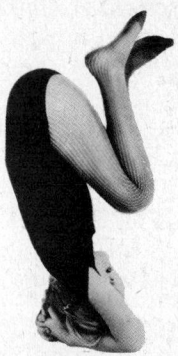

Abb. 105: Balanciere ein Weilchen in dieser Stellung, bevor du versuchst, die Beine auszustrecken.

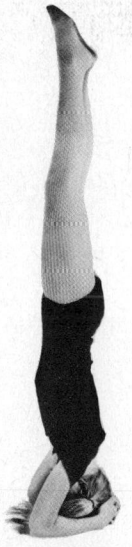

Abb. 106: Das ist der kerzengerade Kopfstand.

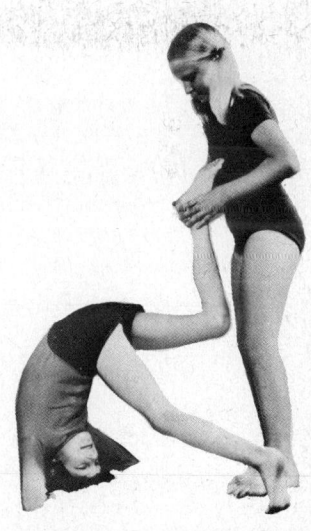

Abb. 107: Hilfestellung beim Üben

Boden, denn darauf kannst du am längsten und am bequemsten stehen. Vermeide also, das Gewicht zur Stirn oder zum Hinterkopf hin zu verlagern. Wenn du die Übung wirklich gemeistert hast, kannst du länger als 5 Minuten, ja bis zu einer halben Stunde auf dem Kopf stehen.

Drücke nicht mit dem Hinterkopf gegen die Hände, sondern zieh die Hände zum Kopf heran. Schiebe sie ein wenig hin und her, bis du dir mit den Händen ein bequemes Nest für den Kopf gebaut hast. Laß die Knie beim Kopfstand immer durchgedrückt und halte den Rücken gerade.

Stoße dich nicht mit den Zehen ab, um in den Kopfstand zu kommen! Solange die Zehen sich nicht wie von selbst vom Boden abheben, bist du noch nicht so weit, um die Beine hochzubekommen. Auch wenn du merkst, daß du es allmählich schaffen kannst, mach noch eine Weile die Vorübung, bei der du die Knie an die Brust drückst. Der schwierigste Teil der Kopfstandübung ist das Ausstrecken der Beine. Das schaffst du erst, wenn du kräftige Bauchmuskeln hast. Der Kopfstand ist mehr eine Kraftübung als eine Geschicklichkeitsstellung. Übe auch die »Kobra« und den »Bogen«, damit du kräftige und geschmeidige Nackenmuskeln bekommst. Besonders bei Hängeschultern helfen diese Übungen.

Laß dir Zeit und werde nicht ungeduldig! Der Kopfstand ist eine der schwierigsten Yoga-Übungen. Man braucht Kraft, Gelenkigkeit, einen guten Gleichgewichtssinn und vor allem viel Zeit, um ihn richtig ausführen zu können. Werde dir klar, ob du dazu bereit bist, und übe ihn erst dann.

Übe den Kopfstand auch einmal, indem du dich in eine Zimmerecke stellst, etwa 5 Zentimeter von der Wand entfernt. Dabei kann dir auch jemand Hilfestellung leisten, und du fühlst dich dann vielleicht sicherer. Der Partner kann dabei den Knöchel des einen Beines beim Hochziehen und des anderen Beines beim Herunterlassen stützen (Abb. 107).

Wofür die Übung gut ist:

Durch den Kopfstand erhalten Gehirn, Herz, Becken und Wirbelsäule bessere Blutzufuhr ● Das Nervensystem wird durch die gute Zirkulation und das Balancieren gekräftigt ● Die Bauchorgane, die normalerweise nach unten hängen, werden in ihre ursprüngliche Lage gehoben ● Die Bauchmuskeln werden gefestigt und gekräftigt ● Nebenhöhlenschleim kann abfließen ● Hormondrüsen werden zu normaler Funktion angeregt ● Energie und Vitalität werden gefördert ● Die Lungen werden gekräftigt ● Verdauung und Stuhlgang werden normal.

Unpäßlichkeiten und Beschwerden wie Schlaflosigkeit und Nervenschwäche, Erkältungen und Halsschmerzen, Herzklopfen, Mundgeruch, Kopfschmerzen, Asthma und Krampfadern bessern sich.

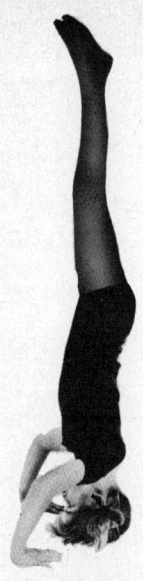

Abb. 108: Das ist kein
Yoga-Kopfstand: Diese
Stellung kann man nicht
lange beibehalten.

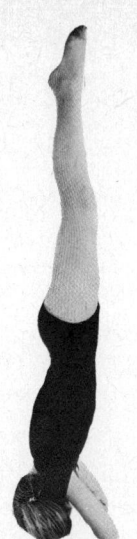

Abb. 109: Probier auch
einmal diese Stellung.

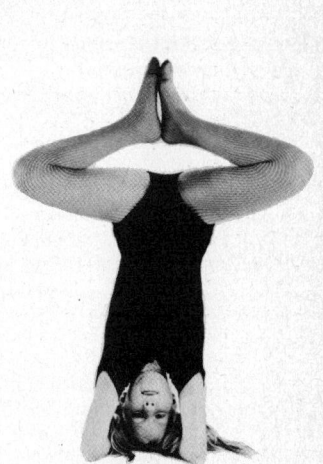

Abb. 110: Versuch, die
Füße zusammenzubringen;
dabei ruht man aus.

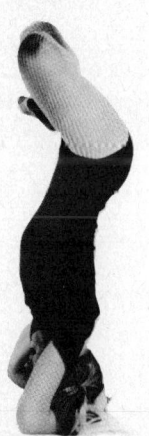

Abb. 111: Beim Kopfstand
kann man die Beine auch in
die Lotos-Haltung bringen.

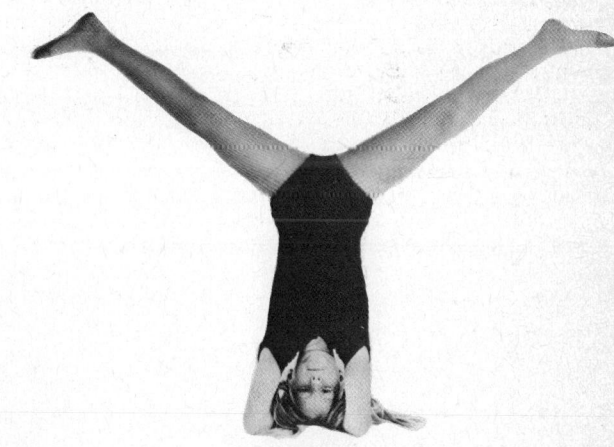

Abb. 112: Beinspreizung in
umgekehrter Körperhaltung

Beinspreizung

Ausführung:
Stell dir vor, du nimmst deine erste Ballettstunde.
1. Geh in die Hocke und stell dich dabei auf die Zehen.
2. Lege die Handflächen vor die Zehen auf den Boden, eine Schulterbreite voneinander entfernt.
3. Laß das linke Bein nach vorn gleiten und drücke dabei das Knie möglichst ganz durch.
4. *Atme jetzt aus*, verlagere dein Gewicht nach vorn auf die Hände, hebe das Hinterteil an und laß das rechte Bein nach hinten gleiten.
5. Laß das linke Bein gleichzeitig noch weiter nach vorn gleiten, so daß beide Beine zusammen eine gerade Linie bilden.
6. Drücke den Körper langsam auf den Boden, wobei die Hände den größten Teil des Körpergewichts tragen (Abb. 114).
7. Wenn du fleißig geübt hast und es dir schließlich gelingt, fest auf dem Boden zu sitzen, kannst du die Arme heben und vor der Brust die Hände zusammenlegen. Du kannst auch versuchen, sie über den Kopf hochzuheben, wobei du mit den Beinen das Gleichgewicht hältst (Abb. 115).
8. Bleibe 10 bis 30 Sekunden in dieser Stellung und atme dabei normal.
9. Stütze dich wieder auf die Hände und geh langsam in die Hocke zurück. Setz dich dann bequem hin und entspanne dich. Mach das gleiche noch einmal, beginnend mit dem anderen Bein.

Worauf es ankommt:
Auf keinen Fall darfst du versuchen, den Körper mit Gewalt auf den Boden zu drücken! Laß dir Zeit. Die Schwere des Körpers hilft allmählich – auch wenn es Monate dauert.
Achte darauf, daß die Knie immer durchgedrückt bleiben. Die Ferse des vorgestreckten und der Rücken des rückgestreckten Fußes ruhen dabei auf dem Boden.
Du mußt dich anfangs immer mit den Händen abstützen, denn es wird dir nicht gleich gelingen, in den Spagat zu kommen.
Denke daran, daß selbst eine Ballerina jahrelang üben muß, um diese Übung zu beherrschen.

Wofür die Übung gut ist:
Die Beinspreizung verleiht tänzerische Haltung und Geschicklichkeit ● kräftigt und festigt die Schenkel ● macht beide Beine elastisch und schlank ● trainiert die Hüftgelenke ● lindert Ischias-Beschwerden.

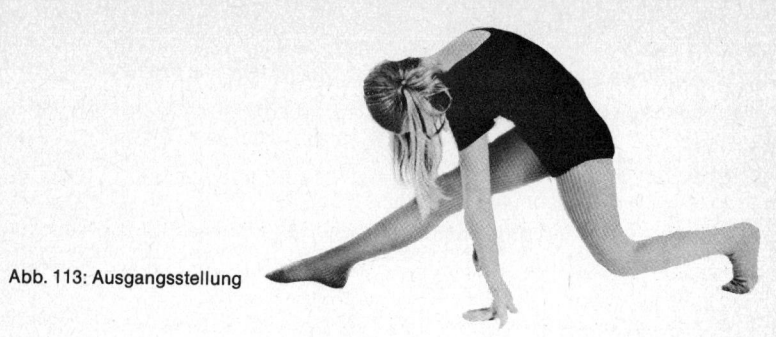

Abb. 113: Ausgangsstellung

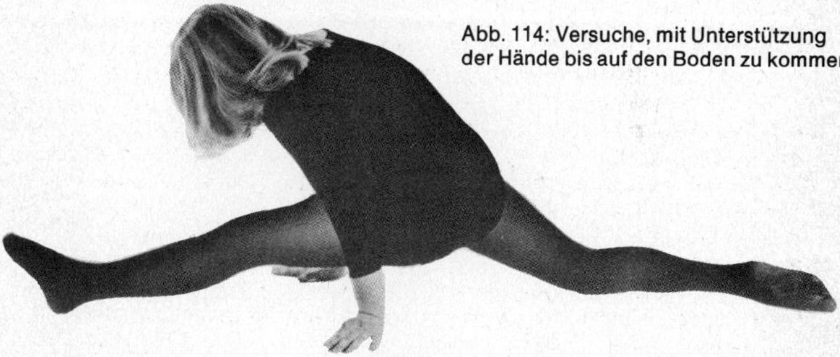

Abb. 114: Versuche, mit Unterstützung der Hände bis auf den Boden zu kommen.

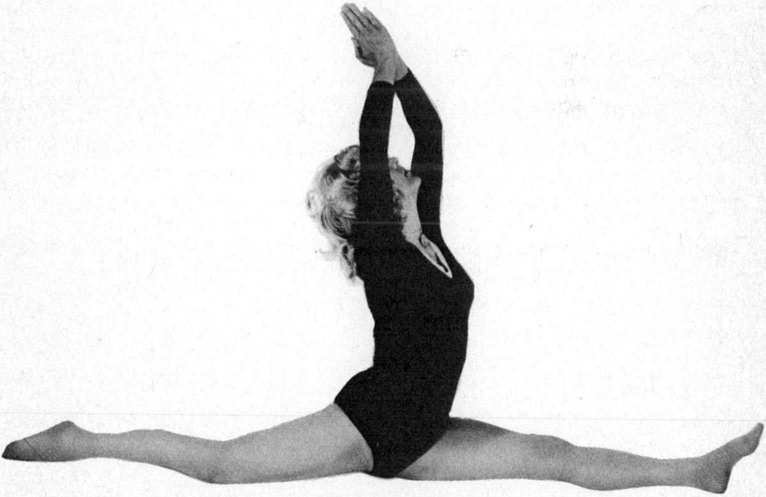

Abb. 115: Bevor du dies versuchst, mußt du dich gut ausbalancieren.

Pfau

Ausführung:
Stell dir vor, du wärst ein balzender Pfau.
1. Knie dich nieder, die Knie etwas auseinander, die Fußspitzen auf dem Boden angewinkelt.
2. Beuge dich nach vorn und lege dabei die Handflächen mit den Fingern nach hinten nahe beieinander auf den Boden. Drücke die Ellbogen gegeneinander.
3. Beuge die Ellbogen und drücke sie dabei fest an den Bauch (in der Zwerchfellgegend). Die Brust ruht jetzt auf den Oberarmen, und das Gesicht schwebt über dem Boden.
4. Strecke ein Bein nach dem anderen recht weit aus, die Zehenspitzen nebeneinander auf dem Boden.
5. *Atme aus*, verlagere dein Gewicht auf die Hände und strecke den ganzen Körper nach vorn, während du langsam die Beine anhebst.
6. Bleibe 5 bis 30 Sekunden lang in dieser Stellung und atme dabei tief durch. Steigere diese Zeit allmählich, jede Woche ein bißchen länger (Abb. 116).
7. *Atme aus* und laß deinen Körper langsam auf den Boden zurück, wobei zuerst die Stirn herunterkommt. Bleibe eine Weile entspannt liegen.
8. Mach die Übung noch einmal, besonders dann, wenn du die Beine nur kurz hochhalten konntest.

Worauf es ankommt:
Lege ein Kissen vor dich hin, wenn du Angst hast, aufs Gesicht zu fallen.

Wenn du merkst, daß du wenig Kraft in den Armen und Handgelenken hast, dann übe die Krähe, die Kobra und die Brücke recht oft, damit du den Pfau besser schaffst.

Denke daran, daß dein Körper nach vorn gestreckt werden muß und das ganze Gewicht dann auf Handwurzel und Fingern ruht. Füße, Ellbogen, Oberarme und kleine Finger müssen sich berühren.

Sei nicht traurig, wenn du als kleines Mädchen die Übung noch nicht schaffen kannst – es ist ja eine Kraftübung (Abb. 117).

Wofür die Übung gut ist:
Der Pfau trägt zur Entwicklung der Arm- und Schultermuskulatur bei ● kräftigt Handgelenke, Unterarme und Ellbogen ● massiert die Bauchorgane gründlich ● verbessert die Bauchdurchblutung und hilft bei Leibschmerzen ● fördert Verdauung und Stuhlgang ● ist auch für Diabetiker geeignet ● baut Giftstoffe im Körper ab.

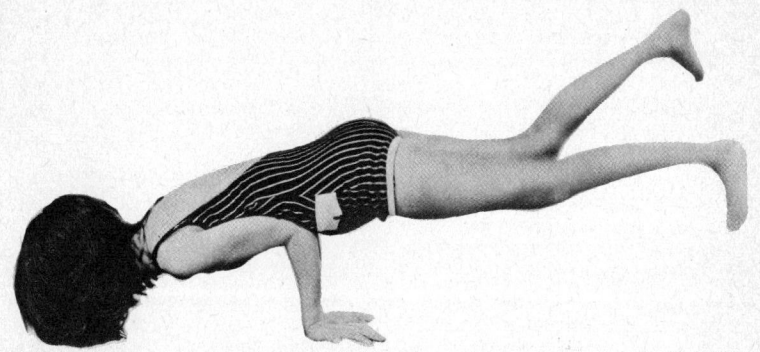

Abb. 116: Die Finger zeigen zu den Beinen hin.

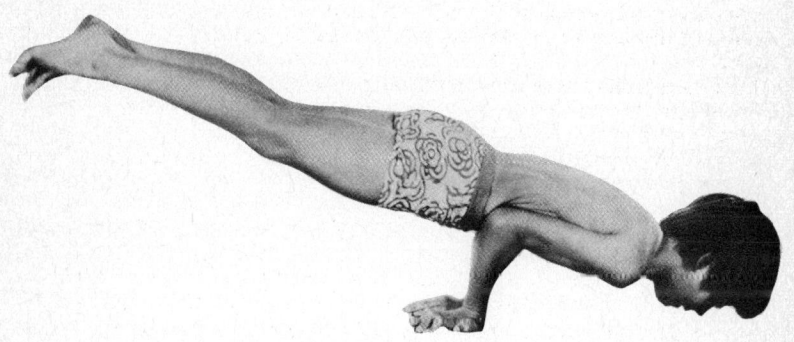

Abb. 117: Heb die Beine langsam hoch, nicht mit Schwung.

Spinne

Ausführung:
Stell dir vor, du wärst eine Spinne, die sich ihr Netz mühsam zurechtspinnt.
1. Leg dich mit ausgestreckten Beinen auf den Rücken.
2. Leg die linke Hand auf den linken Oberschenkel, hebe das rechte Knie an und zieh es zur Brust zurück.
3. Faß den rechten Fuß fest an den Zehen an (Abb. 118).
4. *Atme aus* und hebe langsam den Kopf. Drücke gleichzeitig das rechte Knie durch und zieh es bis an den Kopf.
5. Strecke das rechte Bein und zieh es noch weiter an den Kopf. Versuche, mit dem Kinn das Bein zu berühren (Abb. 119).
6. Bleibe 5 bis 20 Sekunden lang in dieser Stellung und atme dabei normal.
7. *Atme ein*, laß den Körper wieder auf den Boden gleiten und entspanne dich.
Abwandlung: Abb. 120.

Worauf es ankommt:
Halte das ausgestreckte Bein die ganze Übung hindurch auf dem Boden und ganz gerade.
Laß die Hand auf dem Oberschenkel des ausgestreckten Beines liegen.
Denke daran, daß es wichtiger ist, das Bein gestreckt zu halten, als daß der Kopf bis zum Knie kommt.
Halte die große Zehe mit Daumen und Zeigefinger ganz fest, damit du das hochgestreckte Bein besser führen kannst.
Versuche auch, das auf dem Boden ausgestreckte Bein auf die Außenseite zu legen, wenn du die Übung schon gut kannst.
Weißt du schon, daß man die Spinnen-Übung auch »Padangusthasana« nennt, was wörtlich übersetzt »Stellung in der Rückenlage mit der großen Zehe nach oben« heißt?

Wofür die Übung gut ist:
Die Spinne macht die Hüften und Schenkel schlank und fest ● kräftigt die Hüftgelenke ● verbessert die Durchblutung der Beine ● verhütet Bruchbildungen ● hilft auch bei Lähmungserscheinungen in den Beinen ● lindert Ischias-Beschwerden.

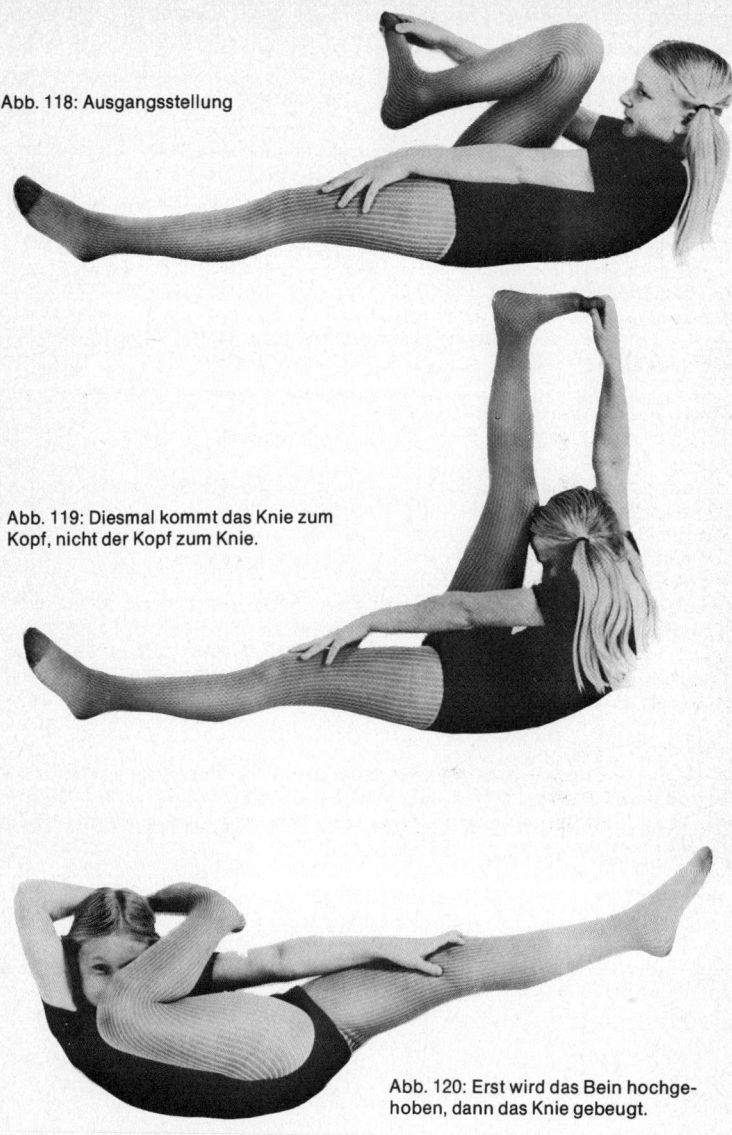

Abb. 118: Ausgangsstellung

Abb. 119: Diesmal kommt das Knie zum Kopf, nicht der Kopf zum Knie.

Abb. 120: Erst wird das Bein hochgehoben, dann das Knie gebeugt.

Schildkröte

Ausführung:
Stell dir vor, du wärst eine Schildkröte, die ihre Glieder unter dem Panzer versteckt.
1. Setz dich auf den Boden. Die Füße sind gut einen halben Meter auseinander.
2. Zieh die Knie etwas an und laß die Fersen dabei ein paar Zentimeter an den Körper herangleiten.
3. *Atme aus*, beuge dich nach vorn und schiebe dann den rechten Arm von innen unter das angehobene rechte Knie, darauf auch den linken Arm unter das linke Knie.
4. Schiebe die Arme nach der Seite, so weit es geht, und drücke dabei Schultern und Kopf auf den Boden (Abb. 121).
5. Wenn es nicht mehr weitergehen will, dann drücke die Knie durch und halte die Beine gerade.
6. Bleibe in dieser Stellung 10 bis 60 Sekunden lang und atme dabei normal.
Abwandlungen: Abb. 122 und 123.

Worauf es ankommt:
Strecke Arme und Hals aus, dann ist die Übung gut gelungen. Versuche, mit der Brust und dem Gesicht bis zum Boden herabzukommen.
Versuche, die Oberarme so tief herunterzubringen, daß sie an den Achselhöhlen auf dem Boden liegen.
Nimm die Beine nicht zu weit auseinander.
Wenn du die Arme seitlich ausstreckst, liegen die Handflächen auf dem Boden, und wenn du die Arme hinter den Rücken führst, zeigen die Handflächen nach oben.
Die Schildkröte ist nur etwas für Fortgeschrittene. Lehne dich etwas zur Seite, um den Arm unter das Knie zu bringen.

Wofür die Übung gut ist:
Die Schildkröte streckt nahezu alle Körpermuskeln und entspannt sie dadurch ● streckt Wirbelsäule und Beine und macht sie dadurch elastisch ● regt die Funktion der Bauchorgane an und kräftigt sie ● vermittelt Vitalität ● regt Drüsen- und Nierentätigkeit an.

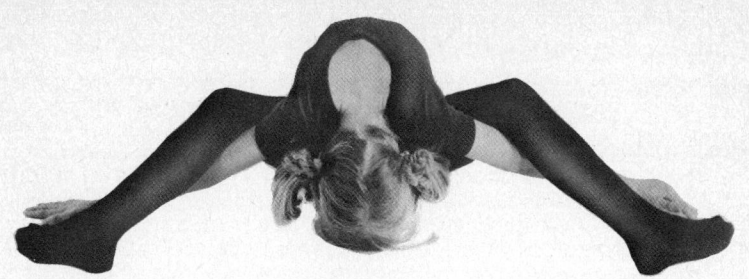

Abb. 121: Knie herunterdrücken, Handflächen auf dem Boden.

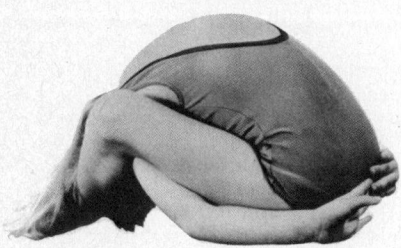

Abb. 122: Die Arme werden hinter den Rücken gestreckt.

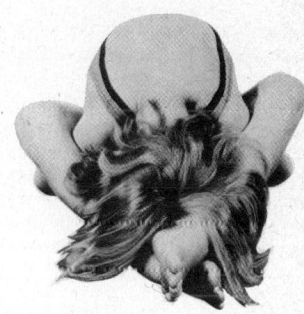

Abb. 123: Kreuze die Füße.

Brücke

Ausführung:
Stell dir vor, du wärst ein platter Gummireifen, der gerade wieder aufgeblasen wird.

1. Lege dich mit ausgestreckten Beinen auf den Rücken, die Arme nah am Körper.
2. Beuge die Knie und zieh die Fersen recht nah an den Po heran. Die Fußspitzen sind nach außen gestreckt.
3. Faß die Knöchel fest an und zieh die Füße noch weiter an den Körper heran. Die Füße liegen etwa einen halben Meter auseinander.
4. Laß die Füße los, führe die Hände über den Körper und stelle die Handflächen eine Schulterbreite voneinander entfernt neben den Kopf. *Die Fingerspitzen weisen dabei zu den Schultern hin* (Abb. 124).
5. *Atme aus*, stütze dich auf die Hände, mach ein Hohlkreuz und schiebe das Becken hoch. Der Kopf bleibt dabei als Stütze auf dem Boden. Atme ein paarmal durch.
6. *Atme aus* und biege das Kreuz ganz durch, wobei der Körper immer höher kommt. Das Gewicht ruht auf Händen und Fußspitzen.
7. Strecke die Hüften ganz nach oben und halte Arme und Beine so gerade wie möglich.
8. Bleibe in dieser Stellung 10 bis 60 Sekunden lang und atme normal weiter (Abb. 125).
9. *Atme aus*, laß den Körper langsam niedersinken und entspanne dich.
10. Probiere auch ein paar Variationen für Fortgeschrittene aus (Abb. 126, 127, 128).

Worauf es ankommt:
Stell dich nach Schritt 7 der Grundübung auf die Zehen, damit du das Rückgrat gut durchbiegen kannst. Versuche dann auch, den ganzen Fuß auf den Boden zu setzen, ohne zusammenzukippen. Wenn du dich bei der Übung etwas ängstigst, kannst du zur Sicherheit auch ein kleines Kissen hinter die Füße legen.
Halte den Kopf ganz nach hinten und versuche, auf die Fersen zu schauen.
Spanne die Oberschenkel an, damit dir die Übung gut gelingt.
Laß bei Schritt 5 noch den ganzen Fuß auf dem Boden.
Denke daran, daß man *kräftige Muskeln* braucht, um bestimmte Kraftübungen wie die Brücke zu schaffen. Versuche deshalb die Übung erst dann, wenn du dich gelenkig und stark genug fühlst.

Wofür die Übung gut ist:
Die Brücke streckt die Wirbelsäule und macht den Körper gelenkig ● schafft Energie ● macht den Bauch schlank ● festigt die Schenkel ● trägt zur Entwicklung der Brustmuskulatur bei ● verhilft zu einem festen, schlanken Po ● kräftigt Arme und Handgelenke ● erweitert die Brust und erleichtert das Atmen ● verbessert die Durchblutung des Kopfes und beruhigt die Nerven.

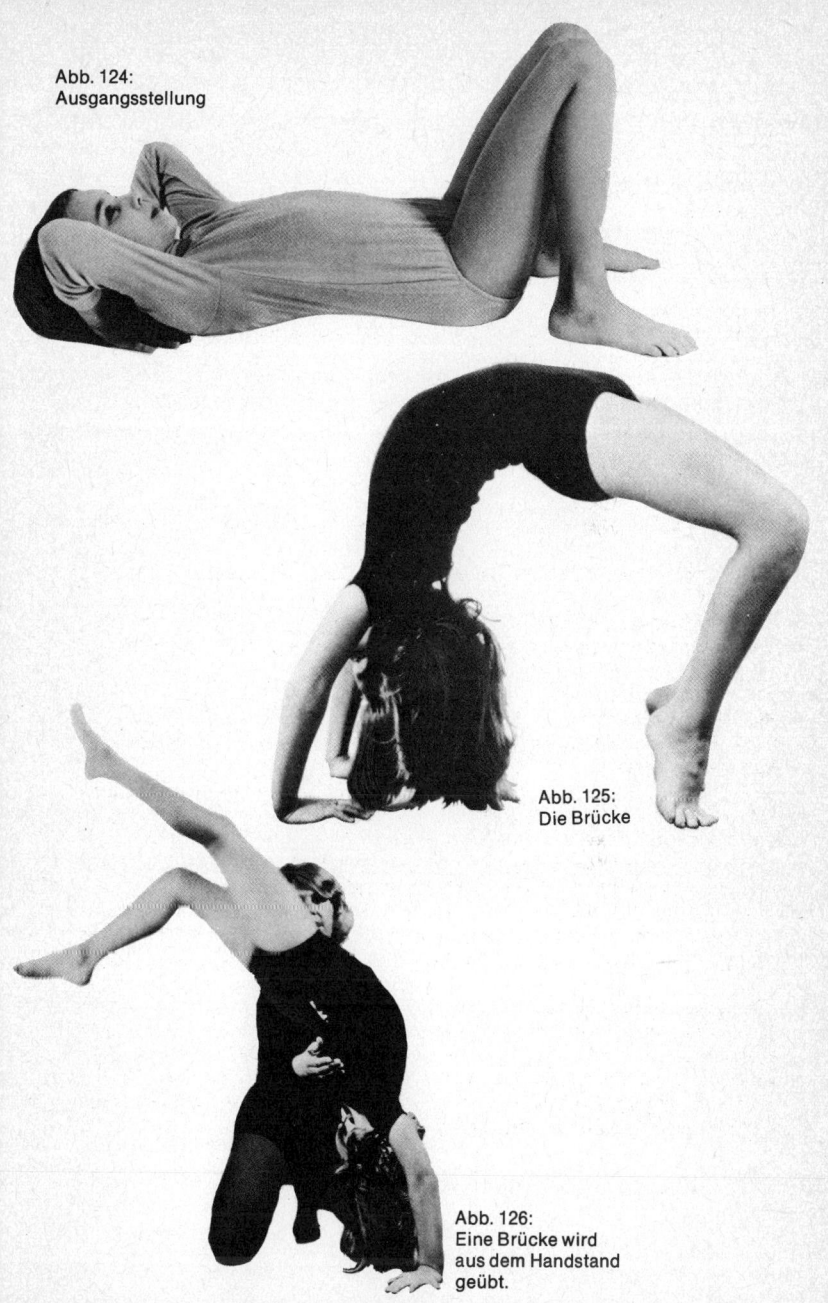

Abb. 124:
Ausgangsstellung

Abb. 125:
Die Brücke

Abb. 126:
Eine Brücke wird
aus dem Handstand
geübt.

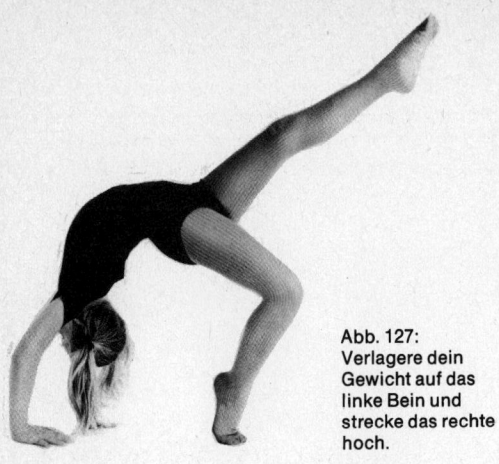

Abb. 127:
Verlagere dein
Gewicht auf das
linke Bein und
strecke das rechte
hoch.

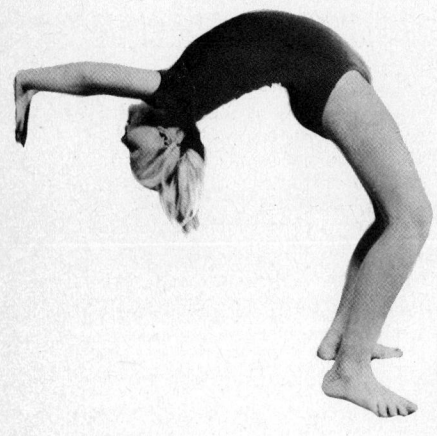

Abb. 128: Brücke-Übung mit den
Händen an der Wand.
Du kannst das Hochkommen und
Runterbeugen auch auf diese Art üben.

Entspannung

- Zusammengerolltes Blatt
- Schwamm

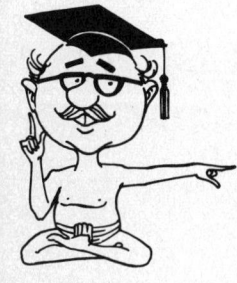

- Nachdem du dich kräftig ausgearbeitet hast – wenn du willst, auch nach jeder einzelnen Übung –, sollst du dich ganz entspannen, damit dein Körper in der Ruhelage das Erlernte in sich aufnehmen kann.
- Wenn du noch keine Ruhepause brauchst, dann probiere eine andere Übung aus oder wiederhole eine Übung, auch wenn dein Yoga-Plan dann mehrmals die gleiche Übung anzeigt.
- Entspannung bedeutet ein Sichgehenlassen, ein Einkuscheln oder ein Schweben. Man darf sich dabei keinerlei Gedanken machen, nicht ein Fernsehprogramm ansehen, ein Buch lesen oder sich sogar zur Ruhe legen. Du läßt ganz einfach alle Glieder locker, denkst an gar nichts und versuchst, absolut ruhig zu sein.

- Denke daran, daß dein Geist viel leistungsfähiger werden kann, wenn du ihn vorher ganz entspannt hast.

Zusammengerolltes Blatt

Ausführung:
Stell dir vor, du könntest dich in einen ganz kleinen Ball verwandeln.
1. Knie dich mit geschlossenen Beinen auf den Boden.
2. Setz dich auf die Fersen und lege die Handrücken auf den Boden. Die Arme sind nach hinten gestreckt.
3. Senke den Kopf langsam auf den Boden und laß die Handrücken noch weiter nach hinten gleiten. Die Arme liegen neben den Schenkeln (Abb. 129).
4. Laß den Kopf auf dem Boden ruhen und entspanne dich ganz, indem du die Brust auf die Knie lehnst.
5. Bleibe, solange du kannst, in dieser Stellung.

Worauf es ankommt:
Mach das Zusammengerollte Blatt jedesmal, wenn du glaubst, eine Ruhepause oder frische Kraft zu brauchen.
Streck nicht dein Hinterteil himmelwärts, sondern laß dein ganzes Körpergewicht auf den Fersen und den Unterschenkeln ruhen.
Das Zusammengerollte Blatt wird auch »Die Stellung des Kindes« genannt, weil sie an die Lage des Kindes vor der Geburt erinnert. Deshalb ist sie auch so natürlich und entspannend.

Wofür die Übung gut ist:
Das Zusammengerollte Blatt löst Verkrampfungen und entspannt vollkommen ● fördert die Durchblutung des Kopfes und verbessert das Aussehen ● wirkt als Kraftspender ● macht müde Beine munter und hilft bei Krampfadern, wenn nur kurz, aber öfters ausgeführt.

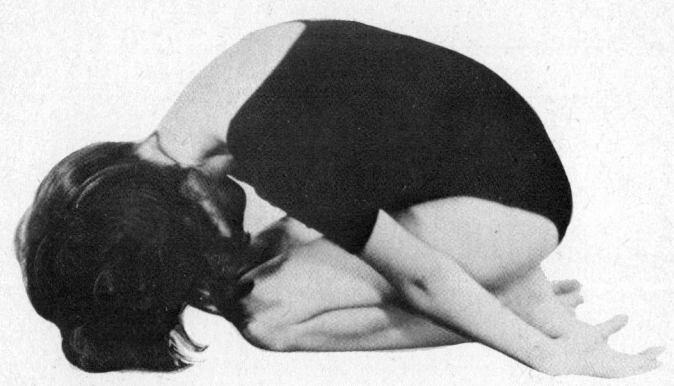

Abb. 129

Schwamm

Ausführung:
Stell dir vor, du wärst ein Schwamm, der in einem »Meer der Entspannung« liegt. Sauge ohne Anstrengung möglichst viel dieser Entspannung in dich ein.

1. Lege dich mit dem Rücken auf den Boden. Die Beine sind leicht gespreizt, die Arme ganz locker neben dem Körper (Abb. 130).
2. Strecke jetzt die Zehen weit aus und bleibe 5 Sekunden lang in dieser ganz entspannten Haltung.
3. Beuge das Fußgelenk und zieh die Zehen zum Körper hin. Verharre so und entspanne dich.
4. Hebe die Fersen ein paar Zentimeter vom Boden, strecke dann die Beine aus und drücke die Kniekehlen gegen den Boden. Verharre so und entspanne dich.
5. Strecke die Zehen zueinander nach innen und ziehe die Fersen nach unten und dann zu den Waden hoch. Die Knie bleiben aber durchgedrückt. Verharre so und entspanne dich.
6. Kneife die Pobacken zusammen. Verharre so und entspanne dich.
7. Zieh den Bauch fest ein. Verharre so und entspanne dich.
8. Mach ein Hohlkreuz und strecke dabei die Brust heraus. Verharre so und entspanne dich.
9. Streck die Arme neben dem Körper aus. Die Handflächen zeigen nach unten. Drücke jetzt die Hände vom Handgelenk aus zum Arm hin. Verharre so und entspanne dich.
10. Mach das gleiche wie bei Punkt 9, aber diesmal nicht bei gestrecktem, sondern bei gebeugtem Ellbogengelenk.
11. Balle beide Hände zur Faust, streck die Arme zur Seite und hebe sie vom Boden ab. Mach die Bewegung ganz langsam, so daß sich die Brustmuskeln dabei anheben. Laß dann die Arme wieder locker fallen.
12. Zieh die Schulterblätter zusammen. Verharre so und entspanne dich.
13. Zieh die Schultern bis zu den Ohren hoch. Verharre so und entspanne dich.
14. Zieh die Mundwinkel herunter. Verharre so und entspanne dich.
15. Zieh die Zungenspitze an den hinteren Gaumen. Verharre so und entspanne dich.
16. Spitze die Lippen, zieh die Nase kraus und schließ die Augen fest. Verharre so und entspanne dich.
17. Mach bei geschlossenem Mund ein freundliches Gesicht. Die Gesichtsmuskeln strecken sich dabei. Verharre so und entspanne dich.
18. Gähne ganz langsam, als ob du nur schwer den Mund aufbekommst.
19. Drücke den Hinterkopf auf den Boden. Verharre so und entspanne dich.
20. Mach ein böses Gesicht und zieh dabei die Stirn ganz kraus. Verharre so und entspanne dich.
21. Roll die Augen langsam und mit Anhalten nach allen Seiten.
22. Zieh den Kopf stark ein, zu den Schultern hin, aber bewege sonst nichts.
23. Roll den Kopf langsam und genießerisch mehrere Male von Seite zu Seite.
24. Entspanne dich ganz, als ob du in den Teppich schmelzen wolltest, und verharre so bis zu 10 Minuten.
25. Statt dessen kannst du auch alle Entspannungsübungen noch einmal machen, ohne dabei bewußt irgendeinen Muskel anzuspannen. Befiehl allen Körperteilen nur, sich zu lockern. Ruhe dich danach aus.

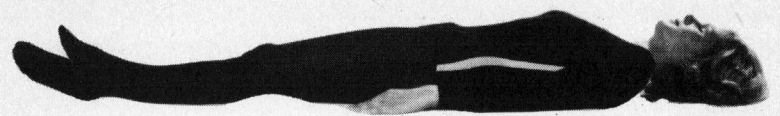

Abb. 130

Worauf es ankommt:
Bleibe in jeder Entspannungshaltung mindestens 5 Sekunden lang. Gib dir
Mühe, die Muskeln, die du gerade ansprichst, richtig zu strecken oder zu
straffen.
Laß dich nach jeder Entspannungshaltung ganz locker fallen. Wenn du dich
nach der Schwamm-Übung ausruhst, darfst du nicht an unangenehme Dinge
denken. Wenn du überhaupt an etwas denkst, dann laß die Dinge an dir vorüber-
ziehen, ohne zu überlegen, wie schöne Träume.
Wenn dein Körper einmal diese Übung richtig gelernt hat, dann brauchst du
nicht mehr alle einzelnen Punkte zu üben und kannst dich wie ein Schwamm
gehenlassen und entspannen.

Wofür die Übung gut ist:
Der Schwamm bewirkt eine vollständige Entspannung der Muskeln ● entspannt
das Nervensystem gründlich ● lädt den Körper mit neuer Energie auf ● läßt
Spannungszustände verschwinden und behebt Angstgefühle ● macht gelassen
und ruhig.

Atmung

- Tiefatmung
- Kühlende Atmung

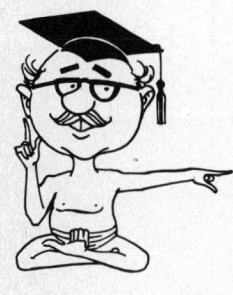

- Die meisten Menschen füllen beim Atmen nur ein Fünftel ihrer Lunge mit frischer Luft. Machst du es auch falsch?

- Ohne zu atmen, lebt man nicht lange. Am besten, du lernst gleich, wie man richtig atmen muß.

Tiefatmung

Ausführung:
Stell dir vor, du wärst ein Matrose, der sich gerade richtig sattgegessen hat: Er wirft sich zufrieden in die Brust.

1. Setz dich bequem in den Schneidersitz oder auf einen Stuhl mit gerader Lehne.
2. Mach den Rücken gerade, dann streckt sich auch der Hals und du kannst gut durchatmen. Atme aus.
3. Atme langsam und tief durch die Nase ein und achte darauf, wie die Luft durch die Atemwege zieht.
4. Drücke den Brustkorb und den Bauch heraus und fülle dabei den unteren Teil der Lungenflügel mit Luft. Laß dir dafür 5 Sekunden Zeit.
5. Konzentriere dich darauf, während der nächsten 5 Sekunden auch den oberen Teil der Lungen mit Luft zu füllen. Dabei dehnt sich die Brust noch weiter und der Bauch wird straff.
6. Halte den Atem noch 1 bis 5 Sekunden an, indem du das Kinn an die Brust ziehst oder eine Schluckbewegung machst.
7. Atme ganz langsam durch die Nase aus und zieh absichtlich die Bauchmuskeln ein. Du kannst dich auch nach vorn lehnen, um die Lungen ganz zu entleeren.
8. Wiederhole die Übung vier- oder fünfmal.

Worauf es ankommt:
Achte darauf, daß sich deine Bauchdecke in regelmäßigen Abständen hebt und senkt. Du kannst dabei auch die Pulsschläge abzählen, um die gleichmäßige Atmungsdauer abzumessen.
Wenn du die Tiefatmung richtig beherrschst, dann geht das Atmen ziemlich lautlos vor sich. Beim Einatmen hörst du ganz leise sssssssss, beim Ausatmen hhhhhhha. Sitz nicht mit krummem Rücken.
Schließ die Augen, wenn du dich dabei besser konzentrieren kannst.
Drücke beim Einatmen den Bauch *heraus* und zieh ihn beim Ausatmen ein.
Schnaufe nach dem Ausatmen noch einmal richtig aus, damit die verbrauchte Restluft aus der Tiefe der Lungen herauskommt.
Atme immer zuerst aus, bevor du den ersten tiefen Atemzug tust.
Jeder braucht zum Leben Sauerstoff. Die meisten Leute atmen aber nur sehr flach, und das ist genauso schädlich wie das hastige Essen: die Gesundheit leidet darunter. Wenn du dich immer bemühst, tief durchzuatmen, dann kannst du dadurch Gesundheit und Verdauung fördern und neue Energien speichern.

Wofür die Übung gut ist:
Die Tiefatmung verschafft neue Energien ● reinigt und bereichert das Blut ● entwickelt Brust und Zwerchfell ● kräftigt Lungen, Brustkorb und Bauch ● stärkt die Widerstandskraft gegen Erkältungen ● beruhigt das Nervensystem ● fördert die Verdauung ● wirkt gegen Trägheit ● hilft gegen Depressionen.

Kühlende Atmung

Ausführung:
Stell dir vor, du hättest dich unter der Wasseroberfläche versteckt und müßtest durch ein Rohr atmen.
1. Setz dich mit geradem Rücken in den Schneidersitz.
2. Strecke die Zunge etwas heraus und rolle sie zusammen. Nimm einen Bleistift oder den kleinen Finger zu Hilfe, um nachzuprüfen, ob das Loch an der Zungenspitze auch rund ist.
3. Zieh die Luft durch dieses Loch langsam und stetig mit einem Zischlaut ein (Abb. 131).
4. Halte den Atem 1 bis 5 Sekunden lang an.
5. Atme durch die Nase aus und zieh dabei den Bauch ein.
6. Mach die Übung noch fünfmal.

Worauf es ankommt:
Mach die Übung auch, wenn du merkst, daß du dich erkältet hast. Dann weißt du, wie man sie machen kann, wenn man mit Fieber zu Bett liegt.
Atme nicht allzu stark ein, sondern zieh die Luft allmählich und gleichmäßig durch das Zungenloch, wobei sich Brustkorb und Bauch weiten.

Wofür die Übung gut ist:
Die kühlende Atmung wirkt kühlend und wird besonders bei Fieber empfohlen • reinigt das Blut • wirkt vorbeugend gegen Atembeschwerden • fördert die Verdauung • hilft, den Appetit zu zügeln und sich das Rauchen abzugewöhnen.

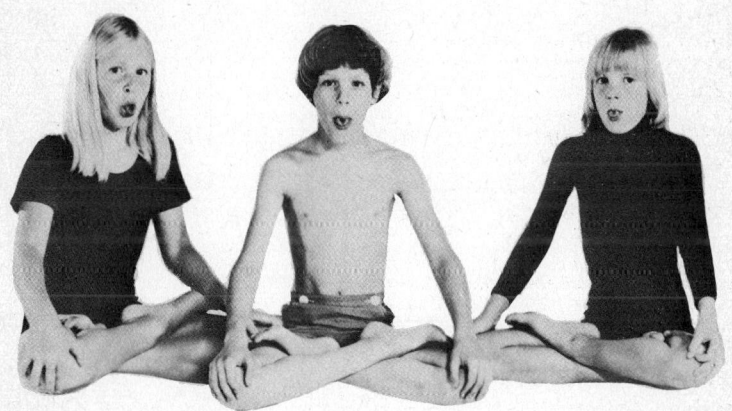

Abb. 131

Gruppen-Yoga

Gruppen-Yoga

Anregungen für die Yoga-Gruppenarbeit

Kinder nehmen die Yoga-Übungen sehr bereitwillig auf und haben Freude an den katzenähnlichen Streckungen. Sie merken aber auch bald, wo ihre schwachen Punkte sitzen und an welchen Stellen sie schon steif geworden sind: durch die langsamen Yoga-Bewegungen und das Verharren in bestimmten Stellungen. Dann verspüren sie ein unbändiges Verlangen, die Übungen bald ganz zu beherrschen. Jetzt liegt es an Ihnen, einzugreifen und die Kinder zur Geduld zu ermahnen: »Nicht weiter strecken, als du kannst, und dann in dieser Stellung bleiben!« Die Muskulatur des Jugendlichen muß in ständiger Aktion sein, um sich gut entwickeln zu können, weshalb eine leicht abgewandelte Form des Hatha-Yoga empfehlenswert ist. Aus diesem Grunde ist auch eine Veranschaulichung – ein ausschlaggebender Bestandteil der Yoga-Lehre – so wichtig für Kinder. Sie sind erst dann richtig an der Übung interessiert, wenn sie sich bestimmte Vorstellungen machen: »Bilde dir ein, du wärst dieses oder jenes Tier . . .« Dann konzentrieren sie sich auf ihren Körper, und die Übung gelingt besser. Beachten Sie folgende Punkte:

1. Gehen Sie bei der Vorbereitung Ihrer Yoga-Stunde davon aus, daß die Grenzen von Kraft und Geschicklichkeit jedes einzelnen verschieden sind. Sagen Sie der Gruppe immer wieder, daß Yoga kein Wettkampf ist. Jeder soll nur auf seine persönliche Leistung achten.
2. Da Verspannungen ja eigentlich selbstverursachte Verkrampfungen sind, werden die Streckbewegungen des Yoga ein wichtiges therapeutisches Hilfsmittel – deshalb ist das Verharren in einer Stellung auch so bedeutsam. Ein Anfänger bleibt normalerweise 5 Sekunden lang in einer Endstellung und steigert dann die Zeit allmählich, vielleicht um 5 Sekunden in jeder Übungswoche. Je länger man in einer Endstellung verharrt, desto weniger Wiederholungen sind erforderlich.
3. Yoga soll Freude und Ausgeglichenheit schaffen, und dies sollte sich auch beim Gruppen-Yoga erweisen. Um die Entwicklung der Muskeln zu fördern, ist es ratsam, abwechselnd langsame und schnelle Bewegungen ausführen zu lassen. Beispielsweise kann der Storch erst langsam auf einem Bein balancieren und anschließend herumhüpfen und mit den Flügeln schlagen; aus dem Pflug wird eine Rückwärtsrolle und die Krähen-Übung endet mit einer Vorwärtsrolle; nach der Hockstellung wird »Häschen-hüpf!« gemacht. Lassen Sie Ihrer eigenen und der Fantasie der Kinder freien Lauf: Nach der Löwen-Übung wird »Anschleichen« gespielt; nachdem man ernsthaft die Katzen-Streckung geübt hat, tollen die Kinder wie junge Katzen herum. Der Gruß an die Sonne ist eine der wenigen Yoga-Übungen, die schnell hintereinander abgewickelt werden können.
4. Yoga könnte man auch als Ballett im Zeitlupentempo bezeichnen. Graziöses Bewegen vervollkommnet nicht nur die Übungen, sondern hilft dem Teilnehmer auch, das Gleichgewicht zu halten. Das Yoga-Konzept läßt sich mit dem Bremssystem eines Autos vergleichen. Wenn der Fahrer auf die Bremse tritt, dann bleibt der Wagen nicht sofort stehen, sondern fährt, der Geschwindigkeit entsprechend, noch ein Stück weiter. Bei gymnastischen Übungen ist die Geschwindigkeit der Bewegungen so groß, daß man bei Schmerzen (dem Haltesignal) den Schwung nicht rechtzeitig stoppen kann und sich leicht

verrenkt. Demgegenüber sollte nach Yoga-Übungen kein Muskelkater auftreten, höchstens dann, wenn man das Aufwärmen vergessen hat oder falschen Ehrgeiz im Wettkampf mit anderen entwickelt. Langsame Bewegungen sind nicht nur auf dem Wege zur Endstellung, sondern gerade auf dem Rückweg zur Grundstellung erforderlich.

5. Auf Seite 10 ff. sind die Voraussetzungen für einen wirksamen Yoga-Übungsplan dargelegt. Achten Sie darauf, daß Vorwärts- und Rückwärtsbeugen abwechselnd geübt werden, ebenso wie sitzende und stehende Haltungen. 10 bis 15 Minuten lang soll auch jedesmal die entspannende Schwamm-Übung dabei sein.

6. Um das Buch zu vervollständigen, wurden auch einige Partner-Übungen beschrieben, die als solche aber nicht zum Hatha-Yoga gehören. Beim eigentlichen Yoga werden keine Partner-Hilfestellungen und auch keine Geräte (außer dem Fußboden) benötigt, denn der Mensch soll selbst lernen, seinen Körper zu beherrschen. Die bebilderten Übungen stellen also nur Beispiele dar, die von den Schülern entsprechend abgewandelt und erweitert werden können. Sie können den Schülern auch Fragen stellen und sie dann selbst die Lösung finden lassen, z. B.: Wie kann man aufstehen, ohne den Boden mit den Händen zu berühren und ohne die Beine zu kreuzen? Lösung: Rücken an Rücken.

7. Machen Sie den Schülern klar, daß die körperlichen Übungen nur ein Sechstel der Yoga-Lehre darstellen. Der Rest ist Meditation. Beim Yoga sollen Körper und Geist eine Einheit zum Wohle der seelischen Ausgeglichenheit bilden; sie sollen nicht mehr auseinanderstreben. Diese Harmonie soll schließlich zu Selbsterkenntnis und Toleranz führen, und damit zur Selbstverwirklichung.

Rücken an Rücken

Dieses Spiel stellt eine Übung dar, die nicht nur das Gleichgewichtsgefühl des einzelnen, sondern das Zusammenspiel der Kräfte von zwei Partnern fördern soll. Wenn der eine zu stark gegen den anderen drückt oder wenn der eine schneller ist als der andere, dann verlieren beide das Gleichgewicht. Es ist also kein Wettspiel, sondern ein Zusammenspiel der Muskeln zweier Körper.

Ausführung:
1. Setzt euch Rücken an Rücken. Die Arme sind nach vorn gestreckt.
2. Richtet euch langsam auf und versucht dabei, den Druck ganz gleichmäßig zu verteilen.
3. Bleibt drei Sekunden lang in einer Stellung, wo die Kniebeuge einen rechten Winkel bildet (Abb. 132).
4. Laßt euch langsam und gleichmäßig herabgleiten und entspannt euch.

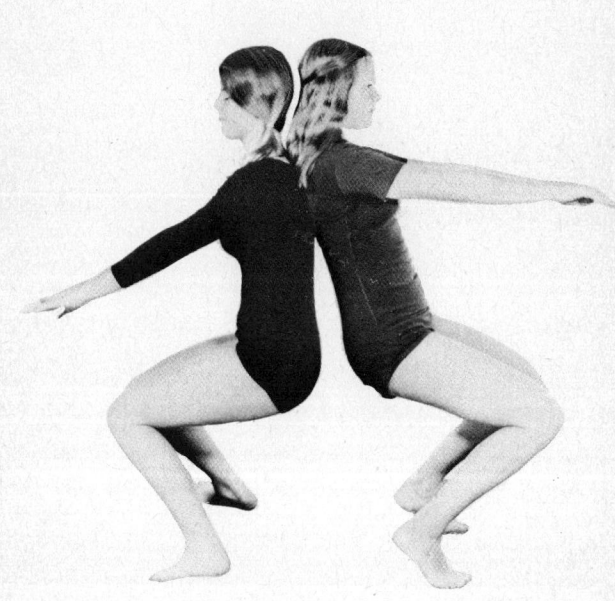

Abb. 132

Spiele: Schieb mich und zieh mich

Schieb mich
Stellt euch vor, ihr wärt zwei Störche, die sich balgen.

Ausführung:
1. Stellt euch einander schräg gegenüber. Die linken Schultern lehnen gegeneinander.
2. Jeder lehnt sich fest gegen die Schulter des Partners und schiebt dabei mit
   dem nach außen gestellten Bein nach.
3. Jeder schiebt gleichmäßig, aber immer fester gegen den anderen, bis schließlich einer das Gleichgewicht verliert (Abb. 133).
4. Stellt euch auf die andere Seite und versucht's noch einmal.
5. Derjenige, der zuerst fünfmal umgekippt ist, verliert das Schiebe-mich-Spiel.

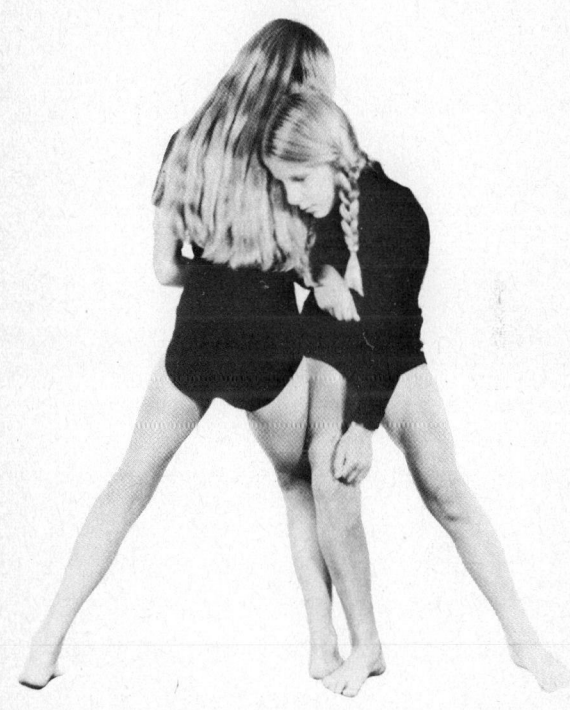

Abb. 133

Zieh mich

1. Stellt euch einander mit den rechten Körperseiten gegenüber. Die Füße berühren einander noch nicht. Faßt euch jetzt mit den rechten Händen fest an.
2. Schüttelt euch die Hände und zieht dann. Wer den anderen fünfmal aus dem Gleichgewicht bringen kann, hat das Zieh-mich-Spiel gewonnen (Abb. 134).

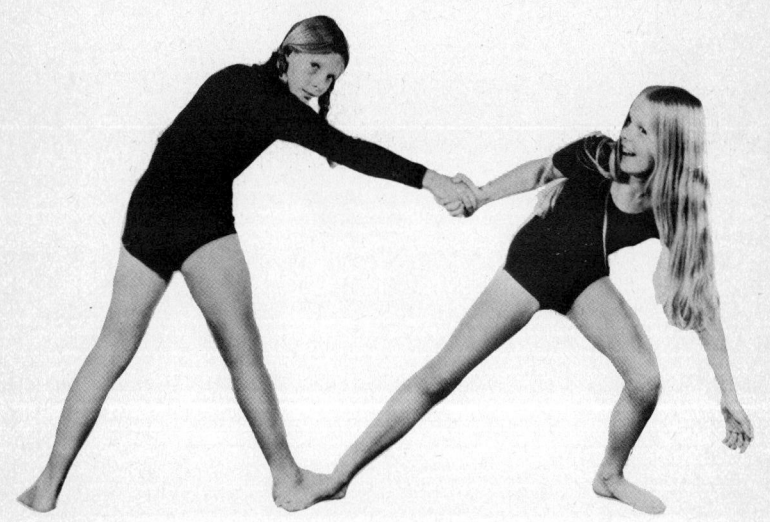

Abb. 134

Wechselseitige Rückenbeuge mit Partner

Einer von euch stellt sich vor, er wäre ein Baum, der vom Sturmwind tief heruntergebeugt wird. Der andere denkt sich, er wäre eine Weinranke, die mit dem Baum verwachsen ist.

Ausführung:
1. Beide Partner stellen sich Rücken an Rücken auf. Die Beine sind etwas gespreizt.
2. Verschränkt die Ellbogen fest.
3. Beugt euch abwechselnd nach vorn und zurück. Derjenige, der gerade auf dem Rücken des anderen liegt, entspannt sich dabei vollständig (Abb. 135).
4. Hebt und senkt euch gegenseitig dreimal.

Worauf es ankommt:
Such dir einen gleich großen Partner aus.
Beuge die Knie, wenn sich dein Hinterteil nicht unterhalb des hochgehobenen Übungspartners befindet.

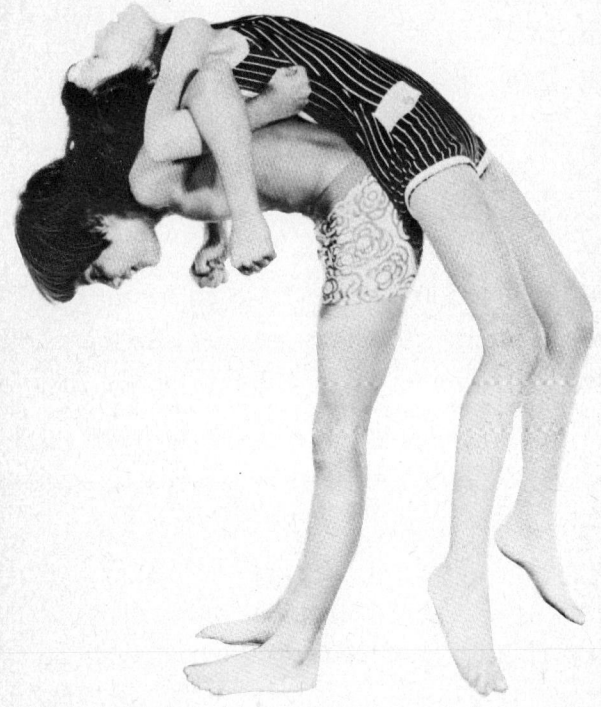

Abb. 135

Hockspiele mit dem Besenstiel

Ausführung:
1. Stellt euch einander gegenüber. Stirnen und Fußspitzen berühren einander. Mit den Händen umfaßt ihr ein langes Tuch oder einen Besenstiel.
2. Lehnt euch jetzt beide langsam nach hinten und probiert dabei aus, wie ihr am besten das Gleichgewicht halten könnt. Der Kleinere von euch muß sich beispielsweise früher und weiter als der andere nach hinten lehnen (Abb. 136).
3. Beugt jetzt aus dieser Lehnstellung heraus eure Knie, bis sich die Kniescheiben berühren.
4. Übung für Fortgeschrittene: Probiert auch einmal, die Übung in einem Zuge zu machen, bis ihr in tiefer Hockstellung seid (Abb. 137).

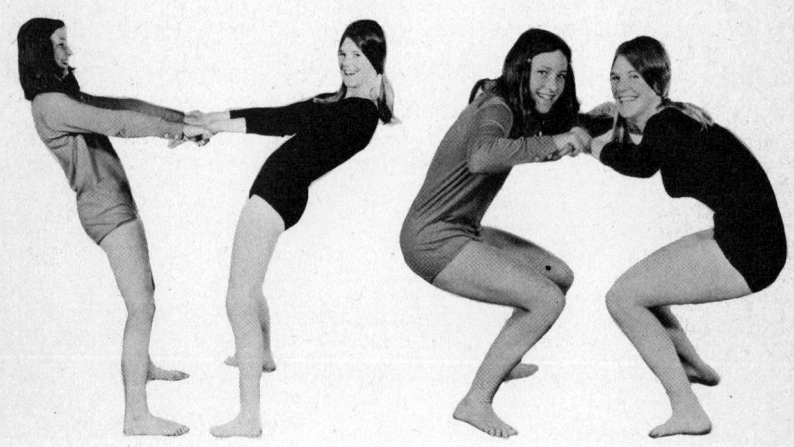

Abb. 136   Abb. 137

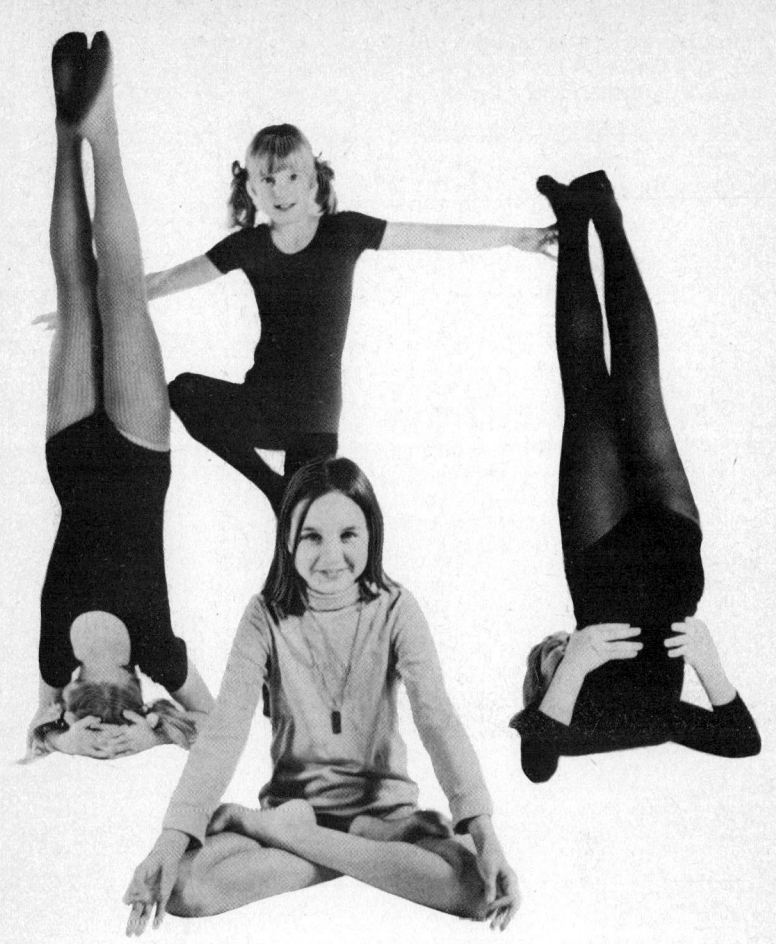

Abb. 138: Kopfstand, Storch, Schulterstand und Lotos-Sitz

Dem Yoga verwandte Übungen

Anmerkung für den Lehrer: Achten Sie darauf, daß die Schüler die richtige Ausgangsstellung einnehmen; dann ist die Auswirkung der Spielübung um so größer.

Bärengang Lauft auf Händen und Füßen mit hochgestrecktem Hinterteil im Zimmer herum. Dieses Spiel kann man auch gut auf dem Rasen machen.

Häschen hüpf Stellt euch vor, ihr wäret eine Hasenfamilie. Geht in die Hocke und hüpft hin und her, wobei ihr mit den Händen am Kopf lange Hasenohren macht.

Storchhüpfen Hüpft auf einem Bein im Zimmer herum, wobei ihr mit den Händen die Flügelschläge nachahmt und das Gleichgewicht haltet. Wenn euch das Storchhüpfen gut gelingt, könnt ihr es auch mit geschlossenen Augen versuchen, am besten aber auf dem Rasen.

Gang auf den Hüften Streckt die Beine aus, ohne mit den Füßen den Boden zu berühren, und nehmt auch die Hände hoch. Lauft dann mindestens 3 Meter weit auf dem Hinterteil, dreht euch und lauft wieder zurück. Ihr könnt auch probieren, euren Spielgefährten dabei einzuholen.

Krabbengang Laßt euch rückwärts auf Hände und Füße nieder, ohne mit dem Po den Boden zu berühren, und lauft so ein Stück vor und das gleiche Stück wieder zurück, ohne euch umzuwenden.

Lotos-Gang Geht in den Perfekten Lotossitz, stellt euch dann auf die Knie und lauft kniend im Zimmer herum. Geht nicht rückwärts zurück, sondern wendet euch um und lauft auf den Knien zum Ausgangspunkt.

Yoga in Schulpausen – Anregungen für Lehrer

Beim Schulunterricht werden Schüler wie auch Lehrer häufig genug lustlos. Diese Müdigkeitserscheinungen lassen sich aber leicht überwinden, wenn man frische Luft ins Klassenzimmer läßt und sich eine Weile körperlich betätigt. Hierzu eignet sich in den engen Grenzen eines Schulraumes eine »Yoga-Pause« in hervorragender Weise. Als Lehrer könnten Sie dann gemeinsam mit ihrer Klasse eine »Streckungspause«, eine »Bodenpause« oder eine »Entspannungspause« machen; auch ein geeigneter Schüler könnte die Anleitung der Klasse übernehmen. Solche Übungen, die sich speziell für das Klassenzimmer eignen, werden nachstehend beschrieben. Selbstverständlich muß der Raum vorher gut gelüftet werden. Allen Übungen sollte eine Tiefatmung vorangehen, und am Schluß sollte eine Kühlende Atmung gemacht werden.

»Streckungspausen«

1. Die Klasse kann die Vorwärtsbeuge im Stehen machen, wobei die Schüler möglichst lange in der Beuge bleiben sollen.
2. Die Kuhkopfstellung kann im Stehen oder im Sitzen eingenommen werden. Sie wirkt großartig, wen man verkrampft am Pult gesessen hat.
3. Die Kamel-Übung kann auf dem Schulstuhl oder auch auf dem Boden gemacht werden.
4. Die Springbrunnen-Übung machen die Schüler am besten einer nach dem anderen, während der Rest der Klasse im gleichen Takt Fingerübungen macht.
5. Dreiecksstellungen nehmen die Schüler zweckmäßigerweise in Gruppen ein.
6. Die Storch-Übung können die Kinder auch machen, wenn sie eng beieinanderstehen. Die Hände können dabei auf den Kopf gelegt werden.
7. Bei der Krähen-Übung wird wie bei der Quellen-Übung viel Platz benötigt.
8. Die Löwen-Haltung können die Schüler auf ihren Plätzen oder auch auf dem Boden einnehmen.
9. Die Kopf-zum-Knie-Streckung kann auch am Schreibtisch sitzend gemacht werden. Das Bein muß aber zum freien Gang hin gestreckt werden.

»Bodenpausen« – wenn Platz vorhanden ist

1. Der Rock'n Roll kann im Gang zwischen den Sitzen gemacht werden.
2. Die beiden Helden-Übungen sind hervorragende Streckungs-Stellungen.
3. Wenn genügend Platz vorhanden ist, könnten auch Bogen und Kobra probiert werden.
4. Der Lotos-Sitz könnte auf dem Boden eingenommen werden. Die Schüler könnten aber auch so auf den Bänken sitzen.
5. Pflug und Schulterstand eignen sich großartig, wenn man schnell Energie aufladen will.

»Entspannungspausen«

1. Die Schwamm-Übungen können auch am Schreibtisch gemacht werden. Der Kopf hängt dabei herunter.
2. Das Zusammengerollte Blatt kann man auf einer Decke machen.
3. Auch Nacken-Rollen kann geübt werden, um neue Energien zu tanken.

Die nachstehenden Übungen wirken sehr gut, wenn man schnell frische Kräfte braucht:

Anlauf zum Kopfstand
Brust-Expander
Gruß an die Sonne
Heuschrecke
Kamel
Kobra
Pflug

Brücke
Rock'n Roll
Schildkröte
Schwamm
Tiefatmung
Vorwärtsbeuge
Zusammengerolltes Blatt

Persönlicher Yoga-Übungsplan

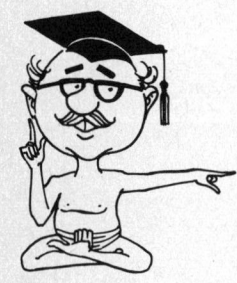

Vorschläge für Eintragungen in den Yoga-Übungsplan

- Suche dir die Übungen aus, die du dir für jeden Monat vorgenommen hast, und trage sie in die Tabelle ein.
- Trage in das Feld unter dem Datum die Zeitdauer ein, die du in der Endstellung bleibst, oder die Anzahl der Wiederholungen. Wenn du die Zeit nicht am Sekundenzeiger einer Uhr abliest, dann zähle in Tausendern (1000 . . . 2000 . . . 3000 usw.) die Zeitdauer ab, die du in der Endstellung bleibst.
- Prüfe regelmäßig dein Gewicht und trage es ein. Suche dir dafür einen bestimmten Wochentag aus und eine festgelegte Tageszeit, z. B. Sonntag morgen vor dem Frühstück.
- Miß einmal monatlich deine Größe und deine Taillenweite.
- Mach sofort nach den Übungen deine Eintragungen.

Yoga-Übungsplan für   Alter

Monat   19

Vorgesehene Übungen

	1	2	3	4	5	6	7	8	9	10	11	12	13	14	15	16	17	18	19	20	21	22	23	24	25	26	27	28	29	30	31
Aufwärmen																															
Gleichgewicht																															
Fithalten																															
Fithalten																															
Fithalten																															
Fithalten																															
Atmung																															
Entspannung																															

Wöchentliche Messungen   Gewicht _____   Größe _____   Gewicht _____   Taille _____

Monat   19

Vorgesehene Übungen

	1	2	3	4	5	6	7	8	9	10	11	12	13	14	15	16	17	18	19	20	21	22	23	24	25	26	27	28	29	30	31
Aufwärmen																															
Gleichgewicht																															
Fithalten																															
Fithalten																															
Fithalten																															
Fithalten																															
Atmung																															
Entspannung																															

Wöchentliche Messungen   Gewicht _____   Größe _____   Gewicht _____   Taille _____

Yoga-Übungsplan

für **Monat**   **Alter** 19

Vorgesehene Übungen

	1	2	3	4	5	6	7	8	9	10	11	12	13	14	15	16	17	18	19	20	21	22	23	24	25	26	27	28	29	30	31
Aufwärmen																															
Gleichgewicht																															
Fithalten																															
Fithalten																															
Fithalten																															
Fithalten																															
Atmung																															
Entspannung																															

Wöchentliche Messungen   Gewicht ____   Größe ____   Gewicht ____   Taille ____

Vorgesehene Übungen

für **Monat**   **Alter** 19

	1	2	3	4	5	6	7	8	9	10	11	12	13	14	15	16	17	18	19	20	21	22	23	24	25	26	27	28	29	30	31
Aufwärmen																															
Gleichgewicht																															
Fithalten																															
Fithalten																															
Fithalten																															
Fithalten																															
Atmung																															
Entspannung																															

Wöchentliche Messungen   Gewicht ____   Größe ____   Gewicht ____   Taille ____

Yoga-Übungsplan

für _____

Alter _____

Vorgesehene Übungen Monat _____ 19__

	1	2	3	4	5	6	7	8	9	10	11	12	13	14	15	16	17	18	19	20	21	22	23	24	25	26	27	28	29	30	31
Aufwärmen																															
Gleichgewicht																															
Fithalten																															
Fithalten																															
Fithalten																															
Fithalten																															
Atmung																															
Entspannung																															

Wöchentliche Messungen — Gewicht _____ Größe _____ Gewicht _____ Taille _____

Vorgesehene Übungen Monat _____ 19__

	1	2	3	4	5	6	7	8	9	10	11	12	13	14	15	16	17	18	19	20	21	22	23	24	25	26	27	28	29	30	31
Aufwärmen																															
Gleichgewicht																															
Fithalten																															
Fithalten																															
Fithalten																															
Fithalten																															
Atmung																															
Entspannung																															

Wöchentliche Messungen — Gewicht _____ Größe _____ Gewicht _____ Taille _____

Yoga-Übungsplan   für   Alter

19

Monat

Vorgesehene Übungen

	1	2	3	4	5	6	7	8	9	10	11	12	13	14	15	16	17	18	19	20	21	22	23	24	25	26	27	28	29	30	31
Aufwärmen																															
Gleichgewicht																															
Fithalten																															
Fithalten																															
Fithalten																															
Fithalten																															
Atmung																															
Entspannung																															

Wöchentliche Messungen   Gewicht _____   Größe _____   Gewicht _____   Taille _____

19

Monat

Vorgesehene Übungen

	1	2	3	4	5	6	7	8	9	10	11	12	13	14	15	16	17	18	19	20	21	22	23	24	25	26	27	28	29	30	31
Aufwärmen																															
Gleichgewicht																															
Fithalten																															
Fithalten																															
Fithalten																															
Fithalten																															
Atmung																															
Entspannung																															

Wöchentliche Messungen   Gewicht _____   Größe _____   Gewicht _____   Taille _____

Yoga-Übungsplan   für   Alter

Vorgesehene Übungen   Monat   19

	1	2	3	4	5	6	7	8	9	10	11	12	13	14	15	16	17	18	19	20	21	22	23	24	25	26	27	28	29	30	31
Aufwärmen																															
Gleichgewicht																															
Fithalten																															
Fithalten																															
Fithalten																															
Fithalten																															
Fithalten																															
Atmung																															
Entspannung																															

Wöchentliche Messungen   Gewicht _____   Größe _____   Gewicht _____   Taille _____

Vorgesehene Übungen   Monat   19

	1	2	3	4	5	6	7	8	9	10	11	12	13	14	15	16	17	18	19	20	21	22	23	24	25	26	27	28	29	30	31
Aufwärmen																															
Gleichgewicht																															
Fithalten																															
Fithalten																															
Fithalten																															
Fithalten																															
Fithalten																															
Atmung																															
Entspannung																															

Wöchentliche Messungen   Gewicht _____   Größe _____   Gewicht _____   Taille _____

Yoga-Übungsplan   für   Alter

Monat   19

Vorgesehene Übungen	1	2	3	4	5	6	7	8	9	10	11	12	13	14	15	16	17	18	19	20	21	22	23	24	25	26	27	28	29	30	31
Aufwärmen																															
Gleichgewicht																															
Fithalten																															
Fithalten																															
Fithalten																															
Fithalten																															
Atmung																															
Entspannung																															

Wöchentliche Messungen   Gewicht ____   Größe ____   Gewicht ____   Taille ____

Monat   19

Vorgesehene Übungen	1	2	3	4	5	6	7	8	9	10	11	12	13	14	15	16	17	18	19	20	21	22	23	24	25	26	27	28	29	30	31
Aufwärmen																															
Gleichgewicht																															
Fithalten																															
Fithalten																															
Fithalten																															
Fithalten																															
Atmung																															
Entspannung																															

Wöchentliche Messungen   Gewicht ____   Größe ____   Gewicht ____   Taille ____

Sachregister

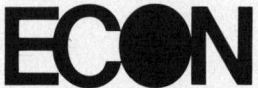

Zen, Yoga, Meditation

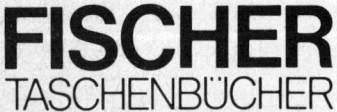

FISCHER
TASCHENBÜCHER